Ingrid Pirker-Binder

Biofeedback in der Praxis

Band 2: Erwachsene

SpringerWienNewYork

MMag. Ingrid Pirker-Binder
Institut für Biofeedback, Stresstherapie und Coaching
Wien, Österreich

© 2008 Springer-Verlag/Wien

Springer-Verlag Wien/New York ist ein Unternehmen von
Springer Science + Business Media
springer.at

Typografische Gestaltung: wolf, www.typic.at

Gedruckt auf säurefreiem, chlorfrei gebleichtem Papier – TCF

SPIN: 11560982

Mit 55 Abbildungen

Bibliografische Information Der Deutschen Bibliothek
Die Deutsche Bibliothek verzeichnet diese Publikation in der Deutschen Nationalbibliografie; detaillierte bibliografische Daten sind im Internet unter http://dnb.d-nb.de abrufbar.

ISBN 978-3-211-29191-7 SpringerWienNewYork

Gewidmet meinen Söhnen
Benedict
Philipp
Constantin
Laurenz

*Die Behandlung eines Teiles sollte nicht versucht werden
ohne die Behandlung des Ganzen.
Es sollten keine Bemühungen unternommen werden,
den Körper ohne die Seele zu kurieren,
und wenn Kopf und Körper wieder gesund sein sollen,
so muss man zuerst den Geist behandeln*
Plato (380 v. Chr)

Danksagung

Mein größter Dank gilt meinen Söhnen und meiner Schwester, die mir durch ihren unerschütterlichen Glauben an meine Fähigkeiten geholfen haben, dieses Projekt zu verwirklichen.

Besonders erwähnen möchte ich meine Freundin Christine Lang, die mir vor Jahren den Einstieg in die Biofeedbackszene so leicht gemacht und auch einige interessante Projekte mit mir gemeinsam verwirklicht hat.

Ein besonderes Dankeschön geht an meine MitautorInnen, die mit ihren Beiträgen wertvolle Informationen zur Verfügung gestellt haben. Einen besonderen Dank möchte ich Dr. Gerhard Hubmann aussprechen für seinen medizinischen Beistand und das oftmalige Korrekturlesen.

Ein großes Dankeschön auch an Frau Mag. Eichhorn vom Springer Verlag, die mich motiviert hat, mein praktisches Wissen und meine Erfahrung hier in Buchform niederzuschreiben.

Inhaltsverzeichnis

Einleitung

Nichts ist so stark wie eine Idee,
deren Zeit gekommen ist
(Victor Hugo)

Biofeedback ist eine wunderbare Errungenschaft der neuesten Technologie und ein Medium der Zeit. Es spiegelt innerpsychische Prozesse auf dem Bildschirm wieder und unterstützt das Erlernen von Selbstregulierungsmechanismen. Es ist ein hervorragendes Werkzeug, sich selbst und das Wunderwerk Organismus wahrzunehmen und verstehen zu lernen. Daraus entstehen das Erkennen, *was ist*, und das Verstehen der Reaktionen, *was geschieht* mit meinem Körper, mit mir. Das ist die Basis für jede Veränderung. Wer sich selbst kennt, kennt auch seinen Nächsten, ist teamfähig, verständnisvoll, kann soziale und emotionale Kompetenz aufbauen.

Die schnelle Rückmeldung körperlicher Veränderungen gibt einen tiefen Einblick in den eigenen Körper. Es ist immer ein spannendes Abenteuer, Prozesse, die uns verborgen sind, zu beobachten, darauf zu reagieren und sie kontrollieren zu können.

Biofeedback bietet eine Fülle von Einsatzmöglichkeiten in der Medizin, in der Therapie und in der Persönlichkeitsbildung. Über die Rückmeldung von Veränderungsprozessen am Bildschirm lernen wir wieder in Beziehung mit unserem Körper zu treten und Zusammenhänge zwischen Geist, Körper und Psyche zu erkennen und zu begreifen. Unser Organismus ist ein Wunderwerk mit einer unbeschreiblichen Funktionsautonomie. Seine Fülle an Ressourcen zur Gesunderhaltung und Korrekturfähigkeit von „Störungen" bzw. Adaptierung an verschiedene energetische Anforderungen ist erstaunlich. – Und trotzdem bekommt er erst die nötige Aufmerksamkeit, wenn durch eine Krankheit oder Behinderung die Funktionsfähigkeit eingeschränkt ist.

Bio- und Neurofeedback ermöglicht es uns nun, Veränderungsprozesse am Bildschirm zu sehen. Wir können mitverfolgen, wie schnell die einzelnen messbaren Parameter, wie Herzschlag, Hautleitwert, Muskelspannung, Atmung usw., bei einem erhöhten Energiebedarf (körperliche Arbeit, mentale Prozesse ...) mitwirken, aber auch, wie sich in einem Zustand der Regeneration und Ruhe Harmonie entwickelt.

Mit diesem Buch möchte ich einen kleinen Einblick über Anwendungsgebiete von Biofeedback/Neurofeedback geben und meine Erfahrungen mit dieser Methode in Therapie und Coaching beschreiben. Ein besonderes Anliegen ist es mir, ein Bewusstsein über die einzelnen Ebenen, die mit Biofeedback angesprochen werden, zu erzeugen. Biofeedback ist mehr als nur die Rückmeldung der innerpsychischen Prozesse. Es kann viele Schichten des Bewusstseins, Unterbewusstseins und Unbewussten erreichen. Als Therapeutin sind mir diese Zugänge sehr wichtig.

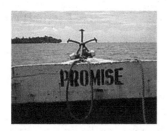

Das Leben ist ein Abenteuer auf Lebenszeit, das uns oft viel abverlangt. Manchmal sind die Anforderungen, denen wir uns freiwillig oder unfreiwillig stellen, so groß, dass wir unserem Körper zuviel abverlangen und er langsam immer mehr Energie verliert, bis er ausbrennt. Burnout ist nicht mehr nur ein Schlagwort, sondern betrifft uns alle.

Die Technik des Biofeedback hilft uns, den oft verlegten Zugang zu unseren Ressourcen wieder zu öffnen und den Organismus zu seinem ursprünglichen Zusammenspiel zwischen Körper und Geist zurückzuführen.

Biofeedback ist eine Technik, die nur sehr selten alleine für sich auch ein therapeutisches Mittel sein kann. Im Allgemeinen ist sie eingebettet in einen Therapie- oder Trainingsplan. In diesem Buch möchte ich einige Anwendungsgebiete beschreiben, die sich in meiner therapeutischen Praxis und in Coachingprozessen bewährt haben.

Dieses Praxisbuch soll eine Anregung für Ärzte, Therapeuten, Trainer bieten, sich auf das Thema Biofeedback und Selbstregulationsmechanismen näher einzulassen.

Ich habe versucht, therapeutische Grundlagen und Schwerpunkte für ein effizientes Training/Therapie, in der Biofeedback angewendet wird, zu beschreiben. Es ist mir sehr wichtig, ein Verständnis dafür zu erzeugen, dass der zu behandelnde Mensch mehr ist als nur das Symptom oder die Krankheit, die er hat. Dazu muss der Therapeut/Trainer ein Grundverständnis für die Ziele und Möglichkeiten dieser Technik im Auge behalten, aber er darf den Menschen hinter der Maschine, mit seinen Sorgen und Nöten, nicht vergessen. Wenn Sie diese Zeilen lesen, werden sie mir wahrscheinlich bedingungslos zustimmen, aber es ist nicht selbstverständlich, wie ich in zahlreichen Schulungen und Gesprächen mit angehenden Biofeedbacktrainern erfahren konnte. Auch die Herstellerfirmen verkaufen ja eine Idee des „schnellen Trainings" aller möglichen Beschwerden.

Auf den folgenden Seiten gebe ich einen Überblick über meine Arbeit mit Biofeedback mit Erwachsenen. Sie erhalten auch einen Leitfaden (ASTI® TH-*Herz*) für ein Training bei essenzieller Hypertonie, das sich sehr bewährt hat. Das Trainingsprogramm kann mit jedem Biofeedbackgerät, das über multimodale Parameter verfügt, geschult werden.

Biofeedback ist eine in Amerika anerkannte Methode, die durch zahlreiche Studien belegt ist. Ich habe in diesem Buch Abstand davon genommen, eine Aufzählung aller gängigen Studien anzuführen. Es sei jedem Interessierten überlassen, sich direkt bei den betreffenden Biofeedbackorganisationen oder via Internet über spezielle Sachgebiete zu informieren oder Studien anzufordern.

Einige Kapitel dieses Buches sind dem Band I entnommen und unterscheiden sich nur geringfügig. Es handelt sich dabei um grundlegende Erklärungen, die sowohl für Kinder und Jugendliche als auch für Erwachsene gelten. Ich bitte alle, die an beiden Büchern interessiert sind, um Verständnis.

Gerne stehe ich für Fragen, Informationen und Schulungen zur Verfügung: Sie erreichen mich jederzeit per E-Mail unter stress@pirker-binder.at oder Sie besuchen meine Homepage www.pirker-binder.at. In Wien baue ich gerade ein Zentrum für eine praxisorientierte Fort- und Weiterbildung für Biofeedback und Neurofeedback auf. Sie finden uns unter www.biofeedback-neurofeedback.com.

Bitte verzeihen Sie, wenn ich im Buch nur die männliche Form zur Vereinfachung des Schreibens verwende.

Viel Freude mit diesem Buch!

Geleitwort
Giselher Guttmann

„Autonomes Nervensystem", so bezeichnete John Newport Langley 1898 das neuronale Steuer- und Kontrollsystem, welches vitale Vorgänge wie Herzschlag oder
Blutdruck kontrolliert, die von uns nicht willentlich gesteuert werden können,
sondern vielmehr „autonom", also eigengesetzlich ablaufen. Dass Langley diese
Bezeichnung zu Unrecht gewählt hatte, zeigten schon wenige Jahre später die in
St. Petersburg von Ivan Petrowitsch Pawlow durchgeführten Versuche. Denn er
fand, dass jedes Signal, das man einer vegetativen Veränderung vorausschickt,
nach einigen Wiederholungen selbst zu einem wirksamen Auslöser wird, sodass
jede „autonome" Funktion auf diese Weise von der Umwelt gesteuert werden kann.
Unser vegetatives System blickt offenbar mit wachen Augen in die Umgebung und
reagiert antizipierend auf die zu erwartenden Einflüsse. Dass vegetative Funktionen aber auch durch Strategien beeinflusst werden können, die man bisher nur
im Verhaltenstraining eingesetzt hatte, nämlich durch eine gezielte Belohnung der
erwünschten Reaktion, konnte schließlich in den 60er-Jahren ein amerikanisches
Forscherteam um Neal Miller zeigen. Zur allgemeinen Überraschung verlang-
samte sich beispielsweise die Herzfrequenz seiner Versuchtiere ganz beträchtlich,
wenn jedes geringfügig verlängerte Pulsintervall mit einem Fütterkügelchen belohnt wurde – ein Befund, der von Fachkollegen zunächst mit größter Skepsis
betrachtet wurde, aber bald in Folgestudien bestätigt werden konnte. Diese zeigten,
dass auch die vegetativen Funktionen des Menschen durch eine derartige Dressur
beeinflusst werden können, wobei es sogar genügt, die betreffende Funktion lediglich durch ein wahrnehmbares Signal rückzumelden. Als „Bio-Feedback" wurde
diese Möglichkeit der psychoregulativen Beeinflussung von Fehlfunktionen rasch
zu einem weltweit verbreiteten Verfahren. Mit der Verbreitung stieg freilich auch
die Zahl der wissenschaftlichen Untersuchungen und der Darstellung von unterschiedlichen Methoden, sodass es nicht leicht ist, die Übersicht zu bewahren. Mit
diesem Buch wird nun dem Leser in klaren Formulierungen und überaus hilf-
reichen Veranschaulichungen eine ausgezeichnete Darstellung des gegenwärtigen
Wissensstandes vermittelt. Dabei wird Biofeedback von der Verfasserin sowohl
im Hinblick auf seine theoretischen Grundlagen als auch auf die vielfältigen Indikationen umfassend dargestellt, wobei sie zahlreiche neue und bislang erst wenig
genützte Einsatzmöglichkeiten aufzeigen kann.

Biofeedback — a brief introduction

Frank Andrasik

It was at the 31st Annual Meeting of the Association for Applied Psychophysiology and Biofeedback in Denver, USA, 2000 that I first encountered Ms. Ingrid Pirker-Binder. Though she had just traveled many miles from Vienna, she was fresh, energetic, and excited to share her work experiences and thoughtful ideas with those in attendance. She was also most eager to learn and further develop her therapeutic skills. I soon realized there was something special about her and the therapeutic techniques she was developing. This meeting, occurring in 2000, also marked the beginning of a long and lasting friendship.

This book is a follow-up to her highly successful book, entitled *Biofeedback in der Praxis, Band 1: Kinder*, published in 2006. The present book takes the ideas and concepts advanced in her first book another significant step forward, by extending her writing to additional topics, such as oncology, anxiety, tinnitus, essential hypertension, epilepsy, incontinence, and sports, and, more importantly, skillfully integrating her psychotherapeutic model with her biofeedback therapies. She makes a convincing case that when combining psychotherapy and biofeedback the whole is indeed greater than the sum of the parts. Her psychotherapy draws upon logotherapy and existentialism and is influenced heavily by the work of Viktor Emil Frankl. Her biofeedback not only draws upon the tried and true basic approaches (such as muscle tension, temperature, and sweat gland activity) but incorporates newer modalities that extend the boundaries (such as heart rate variability and brain wave biofeedback).

Frankl, an Austrian neurologist and psychiatrist, is one of the key figures in Existentialism and the founder of Logotherapy, having published his first work in 1946, *Man's Search for Meaning*. In this book he chronicles his experiences as an inmate at a concentration camp and describes his search to find meaning in this and other sordid conditions. His interest in psychology, in fact, predated this book, with him having written a paper on the psychology of philosophical thinking while attending the Gymnasium. His influence has been profound worldwide.

Biofeedback is relatively new when compared to most psychotherapeutic approaches, but the research base for and scientific interest in biofeedback is steadily increasing. This is evidenced by the field having several journals dedicated to basic and applied aspects (*Applied Psychophysiology and Biofeedback*, *Journal of Neurotherapy*, and *Psychophysiology*) and the existence of several professional societies (Association for Applied Psychophysiology and Biofeedback, Biofeedback Foundation of Europe, and International Society for Neurotherapy and Research) and a certifying organization (Biofeedback Certification Institute of America). Biofeedback is certainly compatible with psychotherapy, as they have a common goal—treating the whole person—mind and body together.

Ms. Pirker-Binder, a well-known psychotherapist, describes, in step-by-step fashion, how biofeedback can be used as an important tool for aiding understanding of somatic and emotional aspects. To this she creatively blends life coaching, values, and the search for meaning. This book strives to be current, state-of-the-art, and empirically grounded. It offers a refreshingly new approach, one best thought of as psychosomatic psychotherapy. It is her premise that such an approach will have a broader impact, promote a greater level of success and enjoyment, and encourage lifelong learning. I concur.

Arbeiten mit Biofeedback in Therapie und Training

Biofeedback an sich ist keine eigenständige Therapieform (in der Therapie der Kopf-schmerzen, Schlafstörungen und neuromuskulären Rehabilitation kann es auch als Mittel erster Wahl eingesetzt werden), sondern kann immer nur als Hilfsmittel für das Wahrnehmen und Erlernen bestimmter Fähigkeiten, Techniken oder Strategien gesehen werden. Diese Technik sollte in einen übergeordneten Therapie- oder Trainingsplan, der individuell auf den Klienten/Patienten zugeschnitten ist, eingepasst werden. Dabei hängt der Erfolg des Biofeedbacktrainings maßgeblich davon ab, wie gut der jeweilige Therapeut oder Trainer verschiedene Trainings-module aufeinander aufbaut. Jede Therapie- oder Trainingssitzung enthält einen Biofeedbackteil, therapeutische Interventionen und einen speziellen Aufgabenteil, der zu Hause erledigt werden soll. Den Transfer in den beruflichen und privaten Alltag sollen diese individuellen Hausaufgaben und Übungen garantieren.

Tabelle 1. Biofeedback und Regulationstechniken

Biofeedback und Selbstregulationstechniken ergänzt nach Culbert TP, 2003		
Schmerzen:		
– Kopfschmerzen	1. Wahl und adjunkte Therapie	EMG, Temperatur, Hautleitwert
– Andere chronische Schmerzen	adjunkte Therapie	Atmung, EMG, Temperatur, HRV
– Akuter Schmerz und Nadel-phobie	adjunkte Therapie	Hautleitwert, Atmung
Angst/stressbezogene Beschwerden	adjunkte Therapie	Atmung, Hautleitwert, HRV
Schlafstörungen	1. Wahl und adjunkte Therapie	EMG, Atmung, Temperatur
Enuresis/Inkontinenz	1. Wahl und adjunkte Therapie	EMG, Manometrie, Alarm
Enkopresis	1. Wahl und adjunkte Therapie	EMG, Manometrie
Dysregulation Autonomes Nervensystem (ANS):		
– Raynaud	adjunkte Therapie	Temperatur, Hautleitwert
– Sympathische Reflex-dystrophie	adjunkte Therapie	Temperatur, Hautleitwert
– Bluthochdruck	adjunkte Therapie	Hautleitwert, Atmung, HRV, Blutdruck
– Reizdarmsyndrom	adjunkte Therapie	Hautleitwert, Atmung, Tempe-ratur, HRV
– Hyperhidrose	adjunkte Therapie	Hautleitwert, HRV

Neuromuskuläre Rehabilitation	1. Wahl und adjunkte Therapie	EMG
ADD; ADHS	adjunkte Therapie	EEG, EMG, Hautleitwert
Lernschwierigkeiten	adjunkte Therapie	EEG, EMG, Hautleitwert
Anfallsleiden	adjunkte Therapie	EEG, Hautleitwert
Zwangsverhalten:		
– Tics, Tourette-Syndrom	adjunkte Therapie	EEG, EMG, Hautleitwert
– Verhaltensprobleme	adjunkte Therapie	EMG, Atmung
– Impulskontrolle	adjunkte Therapie	Hautleitwert, HRV, Atmung
Chronische Krankheiten		
– Asthma	adjunkte Therapie	EMG, Atmung, HRV
– Onkologie	adjunkte Therapie	Temperatur, Atmung
Peak Performance (Hochleistung)	adjunkte Therapie	EMG, EEG, HRV, Hautleitwert

EMG Muskelspannung, *HRV* Herzratenvariabilität, *EEG* Neurofeedback, Manometrie: Druckmessung
Weitere Anwendungsgebiete und Kontraindikationen finden Sie auf der Homepage der American Association for Applied Physiology and Biofeedback, AAPB; www.aapb.org

Biofeedback ist eine aktive Trainings- und Messmethode. Daraus leitet sich auch die Frage ab, was in welchem Moment gemessen und trainiert werden soll, was Sinn macht und wie die erhaltenen Informationen erklärt und in das jeweilige Trainingskonzept integriert werden können. Die dabei zu beantwortenden Fragen sind: *Welche Kombination von therapeutischen und biofeedbackunterstützten Trainingsmaßnahmen helfen dem Klienten oder Patienten in diesem Augenblick weiter?*

Biofeedback-Therapie und Biofeedback-Training unterscheiden sich nicht in der Messmethodik, sondern nur durch die spezifische Anwendung. Jede Therapie benötigt vorab eine genaue ärztliche oder psychotherapeutische Diagnose oder psychologische Untersuchung. Eine enge Zusammenarbeit mit Ärzten, Physio- und/oder Ergotherapeuten kann den Therapieerfolg maßgeblich positiv beeinflussen.

Im allgemeinen Persönlichkeitstraining hingegen soll eine „High Performance", eine hohe Leistungsfähigkeit ohne Energieverlust, erreicht und erhalten werden. Natürlich ist auch hier eine genaue Diagnose des Ist-Status und Definition dessen, was trainiert und verbessert werden soll, notwendig.

Sowohl in der Therapie als auch im Training ist das Ziel die Kontrolle von Aktivierung und Deaktivierung. Es handelt sich immer um ein Wahrnehmungs- und Aufmerksamkeitstraining, das dem Klienten/Patienten hilft, ungesunde und nicht effiziente Verhaltensweisen und Denkmuster durch positive zu ersetzen, um innere Balance zu erlangen und kontrollieren zu können.

Die einzelnen Schritte des therapeutischen Arbeitens, sowohl im Hinblick auf das jeweilige Gesamtkonzept als auch in den einzelnen Therapieschritten, sind:

- Wahrnehmen   *was ist*
- Erkennen   *was geschieht; mit mir, mit meinem Körper*
- Verstehen   *der Zusammenhänge*
- Verändern
  - Neuorganisation von Reaktions-, Verhaltens- und Denkmustern
  - Lernen von Selbstregulationsstrategien und Übungen
  - Veränderungen im Lebensskript, Aufbau einer Werteordnung, Festigung und Erarbeiten von Lebensvisionen, Lebenssinn
- Kontrollieren
  - effizientes Energie- und Emotionenmanagement
  - Regulation des Aktivierungsniveaus, des Leistungsoptimums
  - „High Performance"; Achtsamer Umgang mit der Lebensenergie und Burnout-Kontrolle

Wahrnehmen

Die moderne Technologie des Biofeedback macht Messungen möglich, die sofort, fast ohne Verzögerung, die psychophysiologischen Veränderungen darstellen. Sie zeigen, *was ist,* was der Organismus in diesem Moment an Aktivierung oder De-aktivierung leistet.

Wer kennt nicht das alte Sprichwort: „Selbsterkenntnis ist der erste Weg zur Besserung". Wahrnehmen heißt Stellung beziehen, den Istzustand annehmen, sich dessen bewusst zu werden und aktiv positive Veränderungen anzustreben.

Beispiel

Ein junger Mann in Führungsposition besucht mich an einem Samstag in meiner Praxis, um mit seinem Tinnitus besser umgehen zu lernen. Bei seinem ersten Besuch erkläre ich ihm die Möglichkeiten einer biofeedbackunterstützten Therapie. Wir führen eine Baselinemessung durch. Der junge Mann wirkt ausgeglichen und die gemessenen Parameter zeigen keinerlei Auffälligkeiten. Das nächste Mal erscheint er unmittelbar nach seiner Arbeit. Der Unterschied in seiner Haltung ist auffällig. Er wirkt ungeheuer angespannt im Stirn- und Nackenbereich. Der Kopf sitzt wie eingeklemmt zwischen seinen Schultern, fast unbeweglich. Meiner freundlichen Aufforderung, er dürfe sich ein bisschen bewegen und loslassen, antwortet er: „Ich bin ganz entspannt, mehr geht nicht." Im EMG erkennt er seine hohe Muskelspannung und ist erstaunt. Es sei ihm gar nicht aufgefallen. Nach gezielten Wahrnehmungs- und Entkrampfungsübungen entspannt sich die Stirn-, Nacken- und Schultermuskulatur. Er verspürt Wärme und ein Lösen der Verkrampfung. Wir besprechen, wie er die letzten Stunden im Büro verbracht hat, und er erkennt den unmittelbaren Zusammenhang zwischen seinen beruflichen Anforderungen und seiner hohen Muskelspannung. Er lernt im beruflichen Alltag zu spüren, wie sich in besonderen Situationen die Muskeln zusammenziehen und die Spannung steigt. Als großes Problem empfindet er, wenn er in seinem Arbeitsablauf mehrmals gestört wird und er das Gefühl hat, dass ihm die Zeit davonläuft. Er fühlt sich eingeklemmt in seinen Arbeitsalltag und fremdbestimmt. Je stärker dieses Gefühl, desto gespannter die Muskulatur. Es erscheint ihm unmöglich, alle Arbeiten perfekt zu erledigen. Da er aber eine Führungsrolle innehat, macht ihm dieser Bereich am meisten zu schaffen. Er lernt, sich in den darauf folgenden Wochen genau zu beobachten und die Muskelspannung und das veränderte Atemmuster wahrzunehmen. Das nächste Ziel ist die Korrektur und Regulation der sich aufbauenden Spannung – die Regulation des inneren Drucks.

Erkennen

Der zweite Schritt ist das Erkennen der Zusammenhänge. Was passiert in den einzelnen Situationen im Körper, wie z. B.: Veränderungen im Hautleitwert, in der Pulsfrequenz durch das Denken an belastende Ereignisse oder in bestimmten beruflichen/privaten Situationen, wenn versteckte Emotionen im Spiel sind. Das Erkennen eines psychophysiologischen Zustandes von Über- oder Untererregung in einer bestimmten Situation kann ein Versagen, einen Unfall oder einen Anfall (z. B. Epilepsie, Migräne) verhindern, wenn der Klient/Patient rechtzeitig die innere Balance wiederherstellen kann. Besonders empfehlenswert ist es für Migräniker und Schmerzpatienten, verstehen zu lernen, wie wichtig es für sie ist, berufliche/private/emotionale Belastungen frühzeitig zu erkennen, rechtzeitig loslassen und *ent*spannen zu lernen. Je näher der Organismus an seine Stresstoleranzgrenze kommt, desto sensibler wird er. Ist die Grenze erreicht, dann kann es zu einer Migräneattacke, einer Intensivierung des Schmerzes oder einem Anfall kommen (Kurzschluss im Kopf).

Beispiel
Eine Klientin leidet unter Migräne, Fibromyalgie, Schmerzen im Rücken und im Magen. Sie erlernt Handerwärmungstraining und führt dieses auch täglich durch. Trotzdem berichtet sie abwechselnd von so starken Rücken- und Magenschmerzen, dass sie jeweils einen Facharzt aufsuchen muss. In therapeutischen Gesprächen lässt sich ein deutlicher Zusammenhang zwischen ihrer emotionalen Situation und den Schmerzen herstellen. Besonders überrascht ist sie, als sie erkennt, dass sie auf Probleme, die sie selber und ihr unmittelbares Umfeld betreffen, mit Magenschmerzen re-

agiert, und auf Probleme, die ihre Verwandten und Freunde betreffen, mit Rückenschmerzen. Die Technik des Biofeedback hat hier eine entscheidende Rolle im Erkennen der Zusammenhänge und Erlernen von Loslassen, Entspannen und Regenerieren. Aber erst im Zusammenspiel mit therapeutischen Interventionen und Einstellungsveränderungen gelingt es der Patientin, die entscheidenden Schritte in eine Lebensverbesserung und Schmerzreduktion zu setzen.

Verstehen

Eines der schönsten Dinge am Biofeedback ist die Tatsache, dass der Klient/Patient durch das Wahrnehmen und Erkennen selbst zum Verstehen seiner Lebenszusammenhänge angehalten wird. Als Trainer/Therapeut ist uns das Beschwerdebild und auch mögliche therapeutische Interventionen ja meist ganz klar vor Augen. Das Schwierigste ist aber die Einsicht des Klienten/Patienten und seine Compliance, denn Veränderungen, ob mit oder ohne Biofeedback, sind immer ein aktiver Prozess.

Beispiel

Ein Manager in einem großen Pharmakonzern leidet unter einer essenziellen Hypertonie.
Sein behandelnder Internist gibt ihm noch 3 Monate Zeit für eine Biofeedbacktherapie, bevor er ihm ein Medikament verschreiben möchte. Er bekommt eine Chance, hat aber seine Bedenken, dass es möglich sei, etwas zu verändern.
„Wie soll ich mit meinen Arbeiten rechtzeitig fertig werden, wenn ich dafür mindestens 4 Stunden benötige, aber mir nur 2 Stunden zur Verfügung stehen, weil ich dringend in Meetings muss!", war seine Aussage. Im Rahmen des Trainings erkennt er den Zusammenhang zwischen seinem inneren Gefühl des unendlichen Zeitdrucks und dem Ansteigen seines Blutdrucks. Im Zuge des Wahrnehmungstrainings wird ihm bewusst, was er selber zu seinem Blutdruckanstieg beiträgt. Er erkennt, dass er mit dem inneren Zeitdruck nicht mehr leisten kann, im Gegenteil, dass er schneller seine Ressourcen erschöpft. Als er lernt, diesen inneren Druck loszulassen und mit der nötigen Ruhe und Gelassenheit sein Arbeitspensum anzunehmen, normalisiert sich sein Blutdruck. Er braucht keine Medikamente. Er hat seinen Körper wieder in Balance. Die Kommunikation zwischen Körper und Geist ist wieder in Harmonie aufeinander abgestimmt. Als besonders hilfreich hat sich das Beispiel mit seinem Auto erwiesen. Mein Klient ist Besitzer eines Autos mit Bordcomputer. Dieser ist immer in der Lage, den aktuellen Benzinverbrauch anzuzeigen, je nach Fahrstil. Mein Klient bemerkt, dass er immer ein bisschen zu viel auf dem Gaspedal steht, und erkennt: Mit weniger geht es auch. Er versteht den Zusammenhang, dass ein bisschen weniger Druck auf das Gas keine Einbuße in der Geschwindigkeit ergeben muss. Diese Erkenntnis nimmt er sich „zu Herzen". Er reduziert den inneren Druck und reguliert seinen Energieeinsatz. Sein Blutdruck hat sich in kürzester Zeit normalisiert.

Verändern

Der letzte Schritt ist die Integration der gelernten Strategien und Techniken in das eigene Lebenskonzept. Jede einzelne Übung muss internalisiert und als Fähigkeit ins eigene Handlungsmuster eingebaut werden. Biofeedback ist ein Hilfsmittel zum Lernen. Das Ziel soll sein, dass der Klient/Patient neue Strategien, Handlungsmuster und gesunde Denkweisen in sein Leben implementiert und als Fähigkeit abspeichert. Durch die Integration ins Lebensskript wird eine innere Balance unterstützt und Über-reaktionen werden vermieden. Die individuellen Selbstregulationsstrategien stehen dann als Fähigkeit und Fertigkeit jederzeit zur Verfügung. Das anfängliche tägliche Üben ist nicht mehr notwendig, weil die vier Ebenen Wahrnehmen–Erkennen–Ver-stehen–Verändern „automatisch" ablaufen. Das neue Wissen ist dann im Organismus als Schlüsselfähigkeit gespeichert und die innere Balance kann jederzeit aufrechter-halten werden. Dieses Wissen ist nicht nur somatisch abgespeichert, sondern auch kognitiv/mental/behavioral. Auf diese Bewältigungsstrategien durch Selbstkontrolle und Selbstregulation kann jederzeit zugegriffen werden, wenn sie benötigt werden. Einmal internalisiert, stehen sie ein Leben lang zur Verfügung und sichern nicht nur Wohlbefinden und Gesundheit, sondern auch Leistungsfähigkeit, Aufmerksamkeits- und Erregungskontrolle. Sie sind ein Schutzschild gegen Burnout.

Beispiel

Eine meiner ersten Klientinnen war eine Chefsekretärin mit einer essenziellen Hypertonie. Im Zuge des Trainings und der dafür nötigen Aufzeichnungen bemerkte sie, dass sich ihr Blutdruck immer während der Tage der Menstruation veränderte, auch mit der vom Arzt verschriebenen Medikation; er stieg einfach an. Während der Therapie ge-lang es ihr, ihren Blutdruck in den Griff zu bekommen. Er schwankte nicht mehr und die Werte fielen in einen guten Normbereich. Allerdings blieb die Tendenz bestehen – während der Menstruation war und blieb er erhöht. Es gelang ihr, ihren Blutdruck zu senken, bis auf diese Ausnahme. Als sie diese Zusammenhänge erkannte, war es für sie klar, sich während der Menstruation zu schonen und auch nicht unbedingt zu Kontrolluntersuchungen zu gehen, sondern davor oder danach.

In alle biofeedbackunterstützten Trainings- oder Therapieprogramme integriere ich diese vier Grundschritte, und zwar in jedes der einzelnen Module. Das Mes-sen und Darstellen verschiedener psychologischer und physiologischer Prozesse durch verschiedene Parameter erlaubt mir, das große Potenzial des Biofeedback für die Klienten/Patienten auszuschöpfen.

Therapeutische Relevanz der gemessenen Parameter

Die große Errungenschaft des Biofeedback ist das Messen von psychophysiolo-gischen Vorgängen, die wir – ungeschult – nicht wahrnehmen. Nach einem gezielten Training/einer gezielten Therapie ist der Klient/Patient aber durchaus in der Lage, Veränderungen von Über- oder Unteraktivierung zu spüren, die Antwort seines Organismus auf Belastungen zu erkennen, zu verstehen und zu kontrollieren. Das Wahrnehmen und Erspüren aller psychophysiologischen Veränderungsprozesse ist zwar nicht möglich, aber doch genug, um adäquat darauf reagieren zu können.

Die Trainings- und Therapieziele des Biofeedback sind vielfältig. Einige Einsatzmöglichkeiten möchte ich hier kurz anführen:
- Wahrnehmen und Spüren: Körper-Geist-Balance
- Erlernen von Loslassen, Entspannung und Regeneration
- Emotionenmanagement: Erlernen von Regulationsmechanismen und Selbstkontrolltechniken
- Energiemanagement: Erlernen des für die jeweils notwendige Situation richtigen Maßes an Aktivierung/Erregung; die richtige Balance zwischen Anspannung und Loslassen
- Anwendungen in der Rehabilitation
- Verankern von aktiven Regenerationsstrategien tief im Bewusstsein und deren Aufnahme als Schlüsselfähigkeit ins Lebensskript
- Steuerung der Aufmerksamkeit und Konzentration
- Kräftigung des Selbstwertes, der Selbstkompetenz und der sozialen Kompetenz
- Leistungsoptimierung und Erhalten von Gesundheit
- Erlernen von Strategien für den Ausstieg aus der Hilflosigkeit und dem Ausgeliefertsein
- Burnout-Prävention und Traumatherapie
- Unterstützung von psychotherapeutischen Maßnahmen
- Verhaltenstherapie
- Abbau bzw. Verhinderung stressbedingter Beschwerden und Belastungsstörungen
- Vermeidung/Linderung von Anfällen, die durch Übererregung ausgelöst werden
- Psychosomatik
- Onkologie
- Schmerzmanagement
- Vorbereiten des Organismus auf Operationen und Nachsorge
- High-Performance-Training
- Persönlichkeitsbildung
- Schulung von Achtsamkeit und Genussfähigkeit u. v. a.*

Unser Körper ist ein Wunderwerk und besitzt eine Vielzahl von Mechanismen, um sich gesund zu erhalten und eine verlorene Balance wiederherzustellen. Um sich dieser Mechanismen zu bedienen, ist es aber nötig, das eigene Körperbewusst-

---

* Bitte beachten Sie auch die Indikationsliste, die Sie auf den Internetseiten der betreffenden Organisationen finden, bzw. den Internetseiten der Gerätehersteller.

sein und die Körperwahrnehmung nicht zu verlieren bzw. wiederzuerlangen. Die Technik des Biofeedback meldet uns die einzelnen Vorgänge und Prozesse direkt zurück. Der Klient/Patient lernt die einzelnen Stufen des Loslassens und Aktivierens kennen.

Die Steuerzentrale Kopf gibt nur unwillig die Kontrolle auf, deshalb fällt Loslassen und tiefe Regeneration schwer und muss erlernt werden.

Die wesentlichen Lernschritte mit Biofeedback sind:
◉ Erregungskontrolle
◉ Aufmerksamkeitssteuerung
◉ Rehabilitation
◉ Deaktivierung
  ◉ Loslassen
  ◉ Entspannung
  ◉ Regeneration

Beim Lernen mit Biofeedback geht es primär um das *Wahrnehmen, Erkennen und Kontrollieren von Erregungszuständen*. Die zwei Systeme des autonomen Nervensystems, *Sympathikus und Parasympathikus*, steuern Aktivierung und Deaktivierung des Organismus. Sie sind zuständig für die Bereitstellung von Energie und Regeneration. In ihr Aufgabengebiet fallen auch der *Emergency Reflex* (Notfallsreflex) und der *Quieting Reflex* (Beruhigungsreflex). Der Notfallsreflex sichert unser Überleben in Situationen, in denen eine schnelle Reaktion notwendig ist, wie z. B. auf der Straße, wenn plötzlich ein Auto erscheint und wir uns blitzschnell in Sicherheit bringen müssen. In solchen Situationen wird instinktiv gehandelt, das Denken ausgeschaltet, der Körper stellt in Sekundenschnelle die nötige Energie zur Verfügung. Der Beruhigungsreflex sorgt für die Regeneration und Beruhigung des gesamten Systems nach einer Belastung, Anstrengung oder Herausforderung. Verliert der Körper seine innere Balance, kann es zu einer Überreaktion des Emergency Reflexes kommen, d. h., der Körper reagiert hypersensibel auf Reize und der Quieting Reflex kann die nötige Beruhigung nicht mehr herstellen. Er verkümmert oder wird sogar bei lang andauernder Hypererregung oder Überbeanspruchung des Organismus (chronische Belastung) verlernt (Burnout). Im Training wird daran gearbeitet, den Beruhigungsreflex wieder zu aktivieren und ein gesundes Zusammenspiel zwischen Erregung und Deaktivierung wiederzugewinnen und aktiv einzusetzen. *Aktives* Energiemanagement bedeutet, die nötige Erregung so zu steuern, dass sie den Anforderungen angepasst ist, also Über/Untererregung in den Griff zu bekommen.

Der zweite wesentliche Lernschritt ist das *Steuern der Aktivierung*, angepasst an die jeweilige Aufgabe und Situation. Dazu erlernt der Patient die *Kontrolle* jedes einzelnen messbaren Parameters, im Besonderen des Hautleitwertes, der direkt an den Sympathikus gekoppelt ist und ja auch mentale Aktivität und Erregung anzeigt. Aufmerksamkeitssteuerung heißt, seinen Focus so verändern zu können, dass er an die jeweilige Situation angepasst ist. Denn schwierige Aufgaben benötigen einen weiten, offenen Focus, um kreative Lösungen erarbeiten zu können, während leichte Aufgaben einen engeren Focus fordern, um nicht in die Fehlerfalle durch Unkonzentriertheit (Schlampigkeits- und Flüchtigkeitsfehler) zu gelangen.

In Krisensituationen ist hier auch die Distanzgewinnung zu einem bestimmten Problem gemeint. Sobald es gelingt, aus der psychischen Belastung ein wenig auszusteigen, eröffnen sich neue Möglichkeiten und Bewältigungsstrategien, die Ereignisse verlieren ihren Schrecken. Distanz lässt sich durch zwei Schritte gewinnen:

1. Selbstregulation der körperlichen Beschwerden (Hyperventilation, Anspannung, Angst …)
2. mentale/emotionale Umstrukturierung

Überdurchschnittliche Anspannung verstärkt die Angst und die Anspannung und erschwert den Denkprozess. Je aggressiver oder ängstlicher eine Person ist, desto starrer ist sie in der jeweiligen Situation gefangen, unfähig, nach geeigneten Lösungen Ausschau zu halten.

Das Wiederherstellen von innerer Balance (im Fall von Burnout, Trauma, Belastungsstörung) und/oder von Körperfunktionen ist das Thema in der *Rehabilitation*. Für die Unterstützung des Neu-/Wiedererlernens von Bewegungsabläufen spielt das EMG-Feedback (Muskelspannung) eine immer bedeutendere Rolle. Durch die Plastizität des Gehirns ist es möglich, die Bildung neuer Nervenverbindungen von Schlaganfallpatienten oder Spastikern anzuregen. Eine Neuheit sind spezielle Unterwasserelektroden und Sensoren, die ein ganz neuartiges Training möglich machen. Doch nicht nur multimodales Feedback, auch Neurofeedback eröffnet hier noch ungeahnte Möglichkeiten.

Die Wege der *Deaktivierung* teilen sich in die Schritte Loslassen, Entspannen und Regeneration auf. Es sind unterschiedliche Prozesse und auch im Biofeedback unterschiedlich erkennbar. *Loslassen* bedeutet die mentale Anspannung aufgeben, impliziert den so genannten *Let-it-go*-Effekt. Erlernt wird das Wahrnehmen und Verändern verschiedener Spannungszustände. *Entspannung* ist ein weiterer Prozess des Loslassens, der den Weg zur Regeneration öffnet. Dabei zeigen bereits einige der messbaren Parameter eine Veränderung:

- Die beiden Hautleitwerte sinken und gleichen sich aneinander an. Die beiden Kurven zeigen denselben Verlauf und dasselbe Niveau.
- Die Atmung beruhigt sich.
- Die Atemzüge werden regelmäßig.
- Die Atemfrequenz sinkt.
- Die Pulsfrequenz zeigt ein Schwingungsmuster.
- Die Pulsamplitude steigt.
- Die Fingertemperatur steigt.
- Die Muskelspannung sinkt.
- Der Bewusstheitszustand verändert sich (EEG).

Bei der *aktiven Regeneration* befindet sich der ganze Körper im „Leerlauf". In diesem Zustand findet Erholung und das Auffüllen verlorener Energie statt. Der Weg vom Loslassen zur Regeneration kann auch ein Weg durch verschiedene Bewusstseinsstufen sein. Auf alle Fälle jedoch ist es ein Weg, der viele verschiedene Bereiche umfasst, wie z. B.

⊚   das Gefäßsystem (Handerwärmungstraining, Pulsamplitude),
⊚   Herz-Kreislauf-System (Pulsfrequenz, HRV-Herzratenvariabilitätstraining),
⊚   die Atmung (Atemfrequenz, RSA-respiratorische Sinusarrythmie),
⊚   das sympathische Nervensystem (Hautleitwert, Stoppen des inneren Dialogs),
⊚   die Muskulatur (EMG).

Messbare Parameter
Atemamplitude und -frequenz (breathing amplitude; breathing frequency)

Die Atmung ist das wichtigste Element im Biofeedbacktraining. Atmen bedeutet nicht nur Leben, sondern auch Balance und Rhythmus. Einatmen ist Aktivierung, animiert den Sympathikus zur Arbeit, während Ausatmen das parasympathische System anregt. Hält man sich dieses Wechselspiel vor Augen, wird die Bedeutung des Erhaltens oder Wiedererlangens dieses für die Gesundheit notwendigen Rhythmus sichtbar und verständlich.

Das Atemzentrum liegt im Hirnstamm und koordiniert die gesamte Atmung. Nach dem Einatmen wird die Luft bis in die kleinsten Teilchen der Lunge, die Alveolen, transportiert, wo der Gasaustausch erfolgt – Sauerstoff wird aufgenommen und Kohlendioxid abgegeben. Um eine große Menge Sauerstoff aufnehmen zu können, ist ein tiefes Hineinatmen in den unteren Bereich der Lunge erforderlich, wobei bis zu 0,5 Liter Sauerstoff aufgenommen werden können. Wieviel Sauerstoff aufgenommen werden kann, hängt von der Größe des Herzminutenvolumens ab (Schlagfrequenz × Schlagvolumen/Minute). Jedes Ausdauertraining verbessert das Herzschlagvolumen (Morschitzky H 2004).

Im Training zur Selbstwahrnehmung lernt der Klient/Patient zwischen den drei verschiedenen Formen der Atmung zu unterscheiden:
1. *ausgeglichene Atmung:* hier halten sich das Ein- und Ausatmen die Waage, wie Yin und Yang, das sympathische und das parasympathische Nervensystem sind im Einklang miteinander. Diese Atmung ist Ausdruck eines stabilen inneren Gleichgewichts.
2. *reinigende Atmung:* Das Ausatmen wird betont. Es kann sich auch in einem Stöhnen oder Seufzen ausdrücken. Es ist Ausdruck von Überlastung und innerer Anspannung. Wird das Ausatmen verstärkt, kann sich die Anspannung lösen und Giftstoffe, im Besonderen Kohlendioxid, besser ausgeatmet werden.
3. *energiespendende Atmung:* Bei Müdigkeit oder Langeweile zeigt sich diese Atmung meist spontan durch vermehrtes Gähnen. Die Betonung liegt hierbei auf

dem langen und tiefen Einatmen. Dadurch wird mehr Sauerstoff aufgenommen und es kommt zu einer energetischen Aufladung und neuem Schwung (Lewis D 1999).

Wir verlieren manchmal schon in der Schule die natürliche Zwerchfellatmung. Schlechte oder verkrampfte Haltung vor dem Computer, Zeit- und Leistungsdruck behindern ein natürliches Atmen. Ist die gleichförmige, ruhige Atmung gestört, beginnt langsam der Teufelskreis. Wir halten in aufregenden und/oder belastenden Situationen die Luft an oder beginnen zu hyperventilieren. Daneben steigt auch immer die Muskelspannung sichtbar an. Erhöht sich die Atemfrequenz längerfristig, kann der Säure-Basen-Haushalt dauerhaft kippen und das Herz-Kreislauf-System wird zu Höchstleistungen angetrieben. Dauert die Belastung an, zeigt der Körper eine Reaktion in Form von somatischen Beschwerden. Angst- und Panikpatienten zeigen immer ein auffälliges Atemverhalten. Sie atmen verkrampft und ein lockeres Ausatmen bereitet ihnen Stress. Verändert sich die Atmung, wird sie flach und schnell, beginnt der Kohlendioxidspiegel im Blut zu sinken und die Arterien, auch die zum Gehirn führende Halsschlagader, verengen sich. Damit beginnt eine Minderdurchblutung des gesamten Organismus.

Es ist nun ganz gleich, wie viel Sauerstoff der Betreffende aufnimmt, Gehirn und Organismus werden nicht mehr ausreichend versorgt und es tritt eine Mobilisierung, wie bei einer Kampf-Flucht-Reaktion ein, bedingt durch die Aktivierung des sympathischen Nervensystems. Die Muskulatur verkrampft sich, das Denkvermögen ist eingeschränkt und gleichzeitig von quälenden Gedanken und fixen Ideen überlagert. Der Klient/Patient wird reizbar und ängstlich, psychische Konflikte und Probleme verstärken sich. Chronisches Hyperventilieren ist ja auch immer mit Ängsten, Sorgen und Befürchtungen gekoppelt. Kinder mit der Diagnose ADHS (Attention Deficit Hyperactive Syndrom, ICD-10 F90) haben ebenfalls ein auffälliges Atemmuster. Bei Schlafproblemen ist es angezeigt, zuerst die ruhige Atmung, am besten die tiefe Zwerchfellatmung wiederherzustellen und erst dann weitere Trainingsschritte zu unternehmen.

In chronischen Belastungszeiten reagiert das sensibelste System des Körpers am stärksten. Überbeanspruchung und chronisches Hyperventilieren kann sich daher in Form einer essenziellen Hypertonie, eines Bluthochdruckes oder Panikattacken ausdrücken.

Atemtraining ist bei jedem Training oder Therapie unerlässlich, dabei bewegt sich die Atemfrequenz bei einer leichter Tätigkeit/Aktivierung um die 12–17/18 bei Erwachsenen (eine Ruheatmung sollte bei Männern zwischen 12 und 14 und bei Frauen zwischen 14 und 15 Atemzügen pro Minute liegen) und ist bei Kindern altersentsprechend etwas schneller. Eine entspannte, ruhige Atmung (ohne körperliche Betätigung) liegt bei Erwachsenen zwischen 6 und 10/11, bei Kindern zwischen 9 und 13 Atemzügen pro Minute. Erstaunlich ist, dass Kinder sehr leicht eine ebenso langsame Atemfrequenz und tiefe Ruhe erreichen können wie Erwachsene, nämlich 4 bis 6 Atemzüge pro Minute.

Hyperventilationssyndrom

Beim Hyperventilationssyndrom wird entweder flach und schnell oder schnell und tief eingeatmet. Es ist zu 95 % psychisch bedingt und führt zu unangenehmen Symptomen, wie Herzrasen, Herzklopfen, Taubheitsgefühl, Kribbeln, Druck im Kopf, Benommenheit, Schwindel, Angst, Sehstörungen, Zittern, Druck auf der Brust usw. Es kann auch zu einer Verkrampfung in den Bronchien und Stimmritzen durch einen Kalziumabfall kommen, oder zu Krampfanfällen durch eine Sauerstoffunterversorgung. Kalziummangel macht die Nerven sensibler und lässt die Muskeln krampfen. Dabei liegt das Atemminutenvolumen bis zu 500 % über dem Sollbereich (Morschitzky H 2004, S 257). Es kommt zu einer Fehlregulation im Gasaustausch, es wird zu viel Sauerstoff ein- und zu wenig Kohlendioxid ausgeatmet. Das Säure-Basen-Gleichgewicht kippt und man spricht von einer „respiratorischen Alkalose", das Blut wird basisch.

Ein weiterer Effekt der Hyperventilation können Brustschmerzen sein – durch eine Überdehnung der Muskeln zwischen den Rippen. Chronische Brustmuskelverspannungen können eine Hyperventilation begünstigen.

Eine tiefe Zwerchfellatmung
- unterstützt die innere Balance,
- erleichtert die Verdauung (Massage durch die Bewegungen des Zwerchfells),
- unterstützt und entlastet Blutkreislauf und Herztätigkeit,
- schont die Stimme (beim Einatmen wird die Stimmritze durch die Zwerchfellspannung geöffnet).

Am effizientesten ist die Vollatmung, bei der sich, beginnend mit der Zwerchfelldehnung, die Atemluft zuerst im unteren Lungenbereich breitmacht, dann durch die Rippen (Flankenatmung) bis hinauf in den obersten Lungenbereich (Schlüsselbein) strömt.

Pulsfrequenz (heart-rate)

ist ein Indikator für das Herz-Kreislauf-System. Sie ist nicht stabil, sondern zeigt eine Schwingung, die an den Atemrhythmus angepasst ist. Beim Einatmen wird die Frequenz schneller, beim Ausatmen wieder langsamer. Die Frequenz kann bei Kindern höher sein als bei Erwachsenen. Körperliche Erschöpfung oder Überbeanspruchung kann sich auch durch einen erhöhten Puls zeigen, der sich nur langsam wieder beruhigt. In der alltäglichen Praxis erstellt der Therapeut/Trainer einen Ist-Status. Erscheint die Pulsfrequenz im Gesamtbild zu hoch, dann wird eine dringende Untersuchung beim behandelnden Arzt empfohlen. Trainiert wird eine respiratorische Sinusarrhythmie (RSA) und Herzratenvariabilität (HRV) – eine Harmonie zwischen Atmung und Herzfrequenz (Kohärenz) und eine Erhöhung der Herzschläge im Schwingungsmuster (Erhöhung der Schwingungsamplitude, der Schlagfrequenz zwischen Ein- und Ausatmen).

Pulsamplitude (BVP blood volume pulse)

ist ein Indikator für das Gefäßsystem. Sie wird mit der Photopletysmographie gemessen. Dabei wird Infrarotlicht auf ein Gewebe projeziert. Ein Sensor misst die Ausdehnung der Gefäße und die Menge des reflektierten Lichtes. Die Steuerung der Vasodilatation (Ausdehnung der Gefäße) ist eine Funktion des parasympathischen Nervensystems. Der Sensor erfasst die stärkere Durchblutung und meldet sie zurück. Steigt die sympathische Aktivität, dann verringert sich die Durchblutung wieder.

Eine enge Pulsamplitude (unter 5–10) zeigt Verkrampfungen und Verspannungen des Gefäßsystems an. Patienten mit Migräne oder Raynaud (schmerzliche Weißfärbung der Hände durch Minderdurchblutung) haben fast immer eine sehr kleine Pulsamplitude. Es gibt Patienten/Klienten, die hauptsächlich mit einer starken Verengung der Gefäße auf Stressreize, Belastung und Aktivierung reagieren. Werte zwischen 40 und 70 zeigen ein entspanntes, Werte über 100 ein weit offenes und gut durchblutetes Gefäßsystem. Dies sind ungefähre Annäherungswerte. Im gegebenen Fall ist für jeden Patienten/Klienten zu entscheiden, welche Schwellwerte verwendet werden. Dabei ist die jeweilige individuelle Ausgangslage und die zu erzielende mögliche Veränderung und Beeinflussbarkeit entscheidend.

Fingertemperatur (thermal biofeedback, finger temperature)

misst die Temperaturveränderungen am Finger und ist ein Indikator für Entspannung und Regeneration. Beim Handerwärmungstraining wird der gesamte Oberkörper entkrampft und entspannt. Es hat seinen Platz in jeder/m Therapie/Training, aber auch in der Persönlichkeitsbildung zum Erlernen von Loslassprozessen. Die Effektivität des Handerwärmungstrainings ist durch zahlreiche Studien belegt und es sei hier auf diese verwiesen. In der Schmerzkontrolle ist diese Art des Trainings nicht mehr wegzudenken.

Hautleitwert (skin conductance, EDR – electrodermal response)

ist ein Indikator für die Tätigkeit des sympathischen Systems und eine meiner bevorzugten Themen im Zusammenhang mit Biofeedback. Er misst den Hautwiderstand, die elektrische Aktivität der Schweißdrüsen und wird an Fingern oder Handballen abgeleitet. Diese Drüsen steuern die thermale Regulation (apocrine glands) und das Aktivierungsniveau (eccrine glands). Sie sind direkt mit der Sympathikusaktivität gekoppelt und melden Veränderungen zurück, die durch Kognitionen oder Emotionen ausgelöst werden. Die Reaktionszeit liegt zwischen 1 und 4 Sekunden. In Stresssituationen sinkt der Widerstand, die Hautleitfähigkeit steigt. Steigt das Erregungsniveau, dann steigt die Hautleitfähigkeit (gemessen wird in Microohm). In einem ausbalancierten Körper verhalten sich die beiden Hautleitwerte der linken und rechten Hand gleich. Bei spezifischen Denkprozessen (je nachdem, welche Hirnareale dabei aktiviert werden), aber auch bei Angst können sie ihren Gleichklang verlieren.

Der Schweiß ist das eingebaute Kühlsystem des Körpers. Er dient zur Kühlung bei vermehrtem Schwitzen durch Anstrengung. Dabei ist der Schweiß warm und dünnflüssig, während er in Stresssituationen kalt und klebrig ist.

Dieser Wert ist sehr vielschichtig und kann sehr interessante Aspekte der Klienten/Patienten darstellen, wie z. B.:

- die Antwort auf einen äußeren oder inneren Stimulus
- mentale Aktivität; nachdenken, grübeln, nicht abschalten können
- emotionale Aktivität; Angst
- innere Balance/Disbalance
- Depression, Trauma
- Persönlichkeitsstruktur extravertiert oder introvertiert
- aktivierter Lernkanal; visuell analytische Denker zeigen eine Steigerung des linken Hautleitwertes bei Zugriff auf den visuellen und/oder analytischen Kanal.

Klienten/Patienten mit einer massiven Teilleistungsschwäche und/oder psychischen Problemen zeigen eine große Niveaudifferenz im linken und rechten Hautleitwert. Meist ist der Kurvenverlauf dann auch unterschiedlich.

Die Unterschiedlichkeit der Hautleitwerte ist leider noch ein Stiefkind der Forschung, das sich aber auf alle Fälle zu beobachten lohnt. Ihre Aussagekraft ist groß, ihre Beobachtung kann für therapeutische Maßnahmen sehr hilfreich sein. Es besteht auch eine große Affinität zwischen Hautleitwert und langsamen Hirnpotenzialen (slow cortical potentials) und den very low frequencies.

Persönlichkeitsmuster und Hautleitwert

Stress als Aktivierungs- und Bereitstellungsreiz löst immer Veränderungen aus im

- autonomen Nervensystem
- Hormonsystem
- Immunsystem.

Der gesamte Organismus ist bei der Antwort auf belastende Reize und/oder Situationen involviert. Wie intensiv diese Reaktion ausfällt und/oder welches System oder Organ sie am meisten betrifft, hängt von individuellen Persönlichkeitsmerkmalen, erblicher Disposition und sozialem Umfeld ab.

Ein sehr spannendes und noch wenig erforschtes Thema im Bereich Biofeedback ist der Zusammenhang zwischen Hautleitwert und Persönlichkeitsstruktur. Bezugnehmend auf Eysenck (in Fisseni H-J 1998) möchte ich hier zwei Persönlichkeitseigenschaften beschreiben, die sich mit Biofeedback nachweisen lassen.

- Labilität (Neurotizismus) versus Stabilität
- Introversion versus Extraversion

Neurotizismus bezeichnet die chronische Emotionalität eines Menschen. Sie äußert sich als Ängstlichkeit oder Zuversicht, als Kontrolle emotionaler Reaktionen oder als Gefühl, den eigenen Emotionen ausgeliefert zu sein. Eine labile Emotionalität prädisponiert Personen in Stresssituationen zu neurotischen Symptomen wie Launenhaftigkeit, Schlaflosigkeit, Nervosität, Minderwertigkeitsgefühl, Reizbarkeit. Höhere Neurotizismus-Werte (gemessen nach Eysenck) stehen in Zusammenhang mit niedrigen Schwellenwerten im Limbischen System (visceral brain); es bedeutet, dass relativ schnell Angst-, Abwehr-, oder Aggressionsreaktionen ausgelöst werden. Das Limbische System beeinflusst emotionales Verhalten, steuert Angriffs-, Abwehr-, Angst- und Sexualverhalten. Allgemeine psychische Unruhe lässt sich in allen messbaren Biofeedback-Parametern nachweisen.

Introversion/Extraversion

Grundlage des Lernens sind zentralnervöse Prozesse, die von Erregungs- und Hemmungsabläufen bestimmt werden.

Introvertierte Personen sind physiologisch mit einem höheren Erregungsprozess ausgestattet, kortikal chronisch stärker aktiviert, ihre sensorischen Schwellen liegen niedriger, d. h. sie lernen schneller, vergessen langsamer. Sie tendieren schneller zu Vermeidungsreaktionen in Situationen, die mit Schmerz oder Furcht zusammenhängen. Die Schwelle zur Furcht liegt niedriger als bei extravertierten Personen. Sie erfahren dadurch auch öfter Furcht, sind ängstlicher. Sie sind angepasster, laut Eysenck auch leichter konditionierbar. Personen mit diesem Persönlichkeitsmerkmal zeigen eine sensiblere Fluktuation und höhere Amplituden im linken Hautleitwert (sofern ihre Hirndominanzen nicht genetisch bedingt vertauscht sind; d. h. solange die rationale analytische Hirndominanz in der linken Hirnhälfte lokalisiert ist. Hirndominanzen sind auch für das Training/Therapie mit Neurofeedback bei spezifischen Trainingsanwendungen für die genaue Lokalisation der Elektrodenplatzierung zu beachten).

Bei *extravertierten* Personen überwiegen physiologische Hemmungsprozesse. Sie lassen sich schwerer konditionieren, sind kortikal weniger stark erregt, benötigen einen starken Reiz und brauchen mehr externe sensorische Stimulation, d. h.: sie lernen langsamer, vergessen schneller, sind impulsiv, aktiv, sorgloser, lebenslustig, heiter, spontan, ungehemmt und sozial aktiv. Höhere Extraversions-Werte stehen in Zusammenhang mit einer niedrigeren kortikalen Erregung (arousal level). Die Informationsweiterleitung im ARAS (Ascending Reticular Activating System; aufsteigende Impulse aktivieren die Hirnrinde, während absteigende Impulse eine Orientierungsreaktion auslösen), ein Nervengeflecht zwischen dem verlängerten Mark und dem Zwischenhirn, ist hier herabgesetzt. Personen mit diesem Persönlichkeitsmerkmal zeigen weniger Fluktuation und niedrige Amplituden im linken Hautleitwert. Der aktivere Hautleitwert ist meist der rechte. Innere Spannung und Nervosität lassen sich besser in allen anderen messbaren Parametern finden, z. B. Pulsfrequenz, Atemfrequenz oder Muskelspannung.

Betonen möchte ich, dass ich seit Jahren immer mit zwei Hautleitwertableitungen (rechts – links) arbeite und hier meine Erfahrungswerte berichte. Leider ist dieses Gebiet forschungsmäßig etwas stiefmütterlich behandelt und lässt noch viele Fragen offen. In den USA hat Mangina damit gearbeitet und bestätigt, dass Kinder mit einer Teilleistungssymptomatik hohe Differenzen im Hautleitwertniveau rechts-links aufweisen (Mangina C 1992). Ich kann das bestätigen, möchte aber darauf hinweisen, dass auch psychische Belastungen, Angst u. v. a. sich in starker Fluktuation bzw. unterschiedlichen Niveaus ausdrücken.

Die folgenden Abbildungen zeigen unterschiedliche Verläufe im Stresstest auf. Der Stresstest ist in 4 Abschnitte geteilt:

  Phase 1: Bitte erholen Sie sich
  Phase 2: Ankündigung: Der Stresstest wird demnächst beginnen
  Phase 3: Stressreiz
  Phase 4: Der Stressreiz ist jetzt vorbei, bitte erholen Sie sich

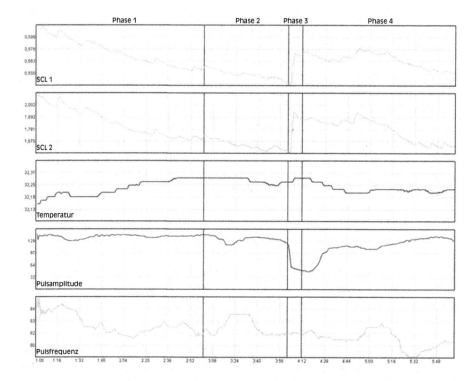

Abb. 1. Bitte entspannen Sie sich. Links SCL 1, rechts SCL 2 (höheres Niveau als links)

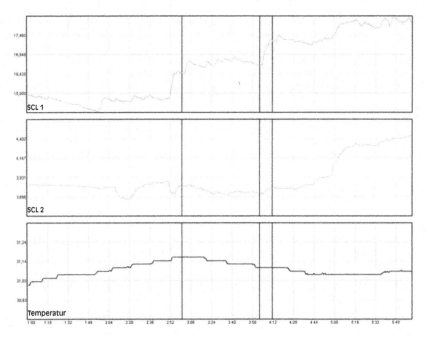

Abb. 2. Große Unterschiede in den Niveaus der beiden Hautleitwerte und ein nichtsynchroner Verlauf (Angstpatientin). Links SCL 1, Rechts SCL 2

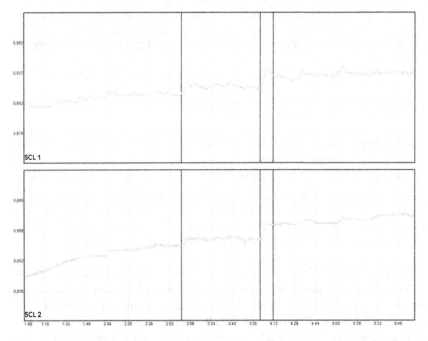

Abb. 3. Beide Hautleitwerte schwingen im gleichen Niveau; mentale Aktivierung in allen Phasen des Tests. Links SCL 1, Rechts SCL 2

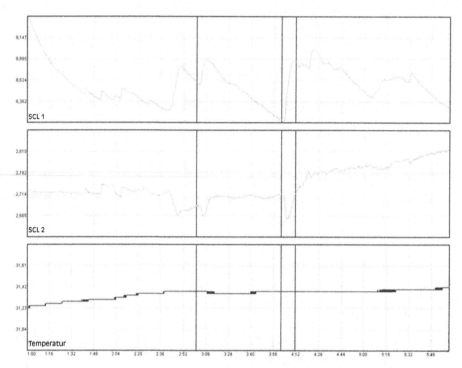

Abb. 4. Links SCL 1, Rechts SCL 2. Die Abbildung zeigt einen Stresstest eines 55-jäh-rigen Bluthochdruckpatienten. Die beiden Hautleitwerte zeigen eine große Differenz und verlaufen nicht parallel. In der Diagnostik ergeben sich unterdrückte Emotionen, hohe Reizbarkeit und ein ständiger innerer Ärger. Beim Autofahren neigt der Patient zu Wutausbrüchen

Muskelspannung (EMG – Electromyography)

Die Elektromyographie erlaubt eine Messung der Muskelspannung und bietet nicht nur eine Grundlage für Veränderungsprozesse in der Rehabilitation, sondern auch für die individuelle Wahrnehmungsschulung von Anspannung (gemessen in µV). Im EMG wird die Muskelspannung gemessen und wahrnehmbar gemacht. Die Patienten lernen aktiv minimale Anspannungen wahrzunehmen und darauf entsprechend zu reagieren. Das Einsatzgebiet des EMG-Biofeedbacks ist groß und hat ein besonderes Einsatzgebiet in der Rehabilitation und Prävention.

In der therapeutischen Praxis ist es bei stressbedingten Muskelverspannungen besonders hilfreich, in den Unterarmen (Mausklick bei Computerarbeit), in den Beinen (Oberschenkelanspannungn – flucht-/kampfbereit), im Hals-Nacken-Bereich, im Rücken, im Brustkorb (Fehlhaltungen und Hyperventilation führen oft zu Brustschmerzen, die oft fälschlicherweise von den Patienten/Klienten als Herzschmerzen interpretiert werden), im Kieferbereich. Nächtliches Zähneknir-

schen (Bruxismus) und Tinnitus sind weitere Anwendungsgebiete des EMG-Biofeedbacks.

Computerbedingte Verspannungen und Schmerzen sind eine neue Volksgeißel,
die auch vor der Jugend nicht Halt macht. Denken wir an die vielen Compu-
terspiele, Internet und Anforderungen (stundenlanges Sitzen in einer fixierten
Haltung), die an Kinder und Erwachsene gestellt werden, so ist es nicht verwunderlich, dass das Fühlen und Erspüren von minimalen An- und Verspannungen
immer mehr verschwindet. Wir bemerken eine Muskelüberbeanspruchung erst,
wenn der Schmerz auftritt. Die Schmerzen entstehen durch eine Unterversorgung
mit Sauerstoff einerseits und andererseits können die Abfallprodukte des Stoff-
wechsels wie z. B. Milchsäure nicht abtransportiert werden. Stundenlanges Sitzen
vor dem Computer ohne Pausen und gezielte Entspannungsübungen führt zu
Überanstrengung, Konzentrationsproblemen, Hals-, Nacken-, Kopf- und Augen-
schmerzen. Arbeiten vor dem PC hält uns oft in einer Bereitschaftsspannung, die
die Muskulatur unnötigerweise anspannt. Jederzeit schnell bereit zu einer Aktion
zu sein, ist aller Übel Anfang. Computerbedingte Beschwerden werden in Zukunft
bereits im Schulalter durch die speziellen Computerklassen auftreten. (Mit dem
Konzept *Resources Balanced Work & Living* © wird ein Interventionsprogramm
für Unternehmen dargestellt, das ich gemeinsam mit einer Unternehmensberate-
rin aufgrund einer Befragung von 588 Personen mit computerunterstützten Ar-
beitsplätzen über ihre Beschwerden erarbeitet habe; www.asti.at)

Die Positionierung und Platzierung der Elektroden ist wichtig für die Deutlich-
keit des Signals und seine Aussagekraft. Normalerweise werden die zwei aktiven
Elektroden entlang des Muskels und die dritte Elektrode entweder in der Mitte
(bei der Verwendung eines 3-teiligen Sensors und Trioden) oder aber auf einer
neutralen Stelle, an der es wenig Aktivität gibt, angebracht, wie zum Beispiel auf
einem Knochen.
    Die beliebteste und auch am einfachsten zugängliche Ableitungsstelle ist die
Stirnmuskulatur, der Frontalis. Da Mimik eine entscheidende Rolle bei Emotionen spielt, lässt sich in der Stirnmuskulatur oder rund um die Augen sehr oft
Anspannung und Aktivität ablesen. Weitere beliebte Elektrodenplatzierungen
sind die Schulter (Trapezius) und die Kiefermuskulatur (Masseter – er spielt
auch in der Therapie bei Bruxismus/Zähneknirschen eine große Rolle). Je nach
therapeutischem Programm ist im Einzelfall zu entscheiden, wo vorrangig mit
der Wahrnehmungsschulung begonnen und Kontrolle über Anspannung und Los-
lassen geübt werden soll.
    Trainingsmöglichkeiten sind:
⊚ Wahrnehmungsschulung: Entspannung/Anspannung
⊚ Entspannungstraining
⊚ Muskelaufbau
⊚ Rehabilitation
⊚ Reorganisation von Muskelkontrolle
⊚ Bewegungsstörungen (siehe Tics, Tourette Syndrom)

Es gibt Normwerte für EMG-Messungen, die in der Therapie sehr hilfreich sein können. Will man Messwerte vergleichen, dann ist Folgendes zu beachten:

- die Vergleichbarkeit je nach verwendetem Biofeedbackgerät
- der verwendete Filter
- Abstand der Elektroden (bei größerem Abstand steigt die Amplitudenstärke des Signals)
- die exakte Platzierung (Entfernung des Muskels von der Hautoberfläche, exakte Platzierung auf dem Muskel).
- der Zustand der Muskulatur: müde, erschöpft, angestrengt oder chronisch überlastet. Erscheint die Anspannung sehr hoch, hat es sich sehr bewährt zu fragen, ob gerade ein spezielles Sporttraining oder eine anstrengende Musikstunde absolviert wurde.

Für den therapeutischen Erfolg ist es wichtig, dass die Wahrnehmung und Kontrollfähigkeit geschult wird, der Patient/ Klient lernt, wie sich Spannung anfühlt, wann sie ihm schadet und welche Strategien zur Entspannung helfen.

Beispiel
Auch die psychische Komponente von Anspannung lässt sich im EMG sehr gut darstellen. Eine 54-jährige Frau (Burnout und Depression) leidet seit Jahren an Rückenschmerzen in einem bestimmten Teil der Muskulatur. Während einer Entspannungsphase steigt plötzlich die Muskelaktivität und Spannung an. Es war ihr nicht bewusst. Durch gezieltes Nachfragen erkannte sie plötzlich, dass sie daran dachte, dass sie nächste Woche auf ihren Enkel aufpassen musste. Diese Tatsache hat die Patientin enorm unter Stress gesetzt, da sie sich dieser Aufgabe nicht gewachsen fühlte. Ihr Enkel ist ein besonders hyperaktives Kind, das sie ständig fordert, ihr nicht die nötige Ruhe lässt und eine große Verantwortung abverlangt. Durch das Erkennen der Zusammenhänge von Gefühl und Anspannung konnte sie davon überzeugt werden, sich um eine zusätzliche Unterstützung zu bemühen und ihre Ruhezeiten zum Abschalten einzuhalten.

Dysponesis – eine Schutzfunktion des Körpers

Sowohl in der Gesundheitsliteratur als auch der deutschsprachigen Forschung ist Dysponesis leider nicht vertreten, obwohl dieser Begriff bereits 1974 von Whatmore erforscht und geprägt wurde. Dabei handelt es sich um eine unnatürliche Muskelanspannung als Schutzmechanismus vor Angst, Schmerz u. v. a. Whatmore definierte den Begriff wie folgt:

„Dysponesis ist ein reversibler pathologischer Zustand aufgrund von Fehlern im Energieverbrauch, der sich nachteilig auf das Nervensystem und die Kontrolle der Organfunktionen auswirkt. Als *falsche Anspannung* bezeichnet, kann die Anstrengung, sich ‚mehr und noch mehr zu bemühen‘ oder ‚die Zähne zusammenzubeißen‘, funktionale Störungen im Organismus auslösen. Ob es sich um

ererbte, konstitutionelle Merkmale oder um im Laufe des Lebens erworbene An-
strengungsmuster handelt, ist oft ungeklärt. Dysponesis (*dys* heißt schlecht, fehlerhaft oder falsch, und *ponos* heißt Anstrengung, Arbeit oder Energie) steht in
Zusammenhang mit physischen, emotionalen und mentalen Reaktionen. Falsche
Anstrengungen bestehen dann vorwiegend aus Fehlern bei Nervenimpulsen (Ak-
tionspotenziale) in Nervenbahnen, die von motorischen und prämotorischen
Kortexneuronen über pyramidale und extrapyramidale Stränge bis einschließlich
zur peripheren Muskulatur reichen. Diese Nervenbahnen sind an allen bewussten
motorischen Aktivitäten beteiligt." (Whatmore G et al. 1974)

Whatemore konnte beweisen, dass Dysponesis einerseits einen Sicherheitsme-
chanismus darstellt, und zwar zu Beginn des so genannten Fight-Flight-Mecha-
nismus, aber andererseits auch aus sich selbst heraus entsteht, durch erbliche
Disposition als Reaktion gegen Stress, durch eine Krankheit und/oder Schmerz
oder diese begleitet. Diese muskuläre Dysfunktion hat viele verschiedene Quel-
len, sei es eine Pathologie des Muskelgewebes, Träume oder Verletzung, begleitet
von einer falschen Muskelbeanspruchung oder Fehlhaltung. All das führt zu körperlichen Symptomen, die oft fälschlicherweise als anatomisch oder biochemisch
pathologisch bezeichnet werden und sich in Zittern, Schwitzen, Atemproblemen,
Herzklopfen, Magenproblemen usw. zeigen. Dysponesis betrifft den gesamten
Organismus und beeinflusst die Atemfunktion, die gastrointestinale Aktivität,
die kardio-vaskuläre Aktivität und den Bewegungsablauf. Sie erzeugt Erschöp-
fungszustände, Schlaflosigkeit, Kopfschmerzen, Rückenschmerzen, Hyperventilation, Angst, Depression und Magenverstimmung. Dysponesis kann für sich
alleine bestehen oder in eine Krankheit oder einen Krankheitsverlauf eingebettet
sein.
    Die Bedeutung, die Dysponesis in der Gesundheitsprävention und in Erzie-
hungseinrichtungen einnimmt, ist offensichtlich. Chronische muskuläre Verspannung erzeugt Schmerzen, die wiederum eine Fehlhaltung und/oder weitere Anspannung nach sich ziehen. Denken wir nur an einen Zahnarztbesuch: Sobald der
Bohrer in Aktion ist, sind ca. 95 % der Patienten muskulär angespannt, um den
kommenden Schmerz besser aushalten zu können. Oft führt diese Anspannung
auch dazu, dass ein Schmerz gespürt wird, obwohl noch gar keiner vorhanden ist
– Anspannung verstärkt den Schmerz.

Beispiel

Ein junger Mann wird wegen psychosomatischer Beschwerden verschiedenster Art an
    mich überwiesen. Er ist körperlich absolut gesund und durchtrainiert, in leiten-
    der Funktion, liebt seinen Beruf und es scheinen auch keine größeren Konflikte
    in seinem Umfeld zu existieren. Er kennt Biofeedback und beherrscht alle Tech-
    niken zur Regeneration. Im Gespräch erzählt er mir, dass er vor ein paar Monaten
    seine Stellung kündigte, weil er einige Vorkommnissen und die Kommunikati-
    on, die im Betrieb herrscht, nicht mehr akzeptieren könne. Das Management
    nimmt diese Tatsache zum Anlass, einige Strukturen zu verändern, um ihn zu

halten. Nachdem sich überraschenderweise die beruflichen Strukturen in allen Punkten nach seinen Wünschen veränderten, zog er die Kündigung zurück und blieb in der Firma. Die Arbeit macht ihm Spaß, und trotzdem fühlt er sich nicht wohl. Es stellt sich heraus, dass er jedes Mal, wenn er in die Firmengarage fährt, in „Kampfeshaltung", wie er es ausdrückt, geht. Er erklärt mir, dass das früher notwendig war, um sich gegen unterschwellige Anschuldigungen seines Chefs (der im Moment an seinem Jähzorn erfolgreich arbeitet) zu schützen, die dieser völlig unmotiviert an seine Mitarbeiter losließ. Die ganze Situation hat sich zwar geändert, aber der Körper hat eine „Sicherheitsreaktion" gespeichert, die er sich in 18 Jahren aufgebaut hat. Der Kopf weiß, dass sich die beruflichen Bedingungen positiv verändert haben, allerdings weiß der Körper noch nichts davon. Die einzelnen Schritte zur Selbstregulation sind:

Wahrnehmen, wann genau die körperlichen Symptome einsetzen
Erkennen, in welchem Zusammenhang sie stehen
Verstehen, dass der Körper wie gewohnt reagiert und eine Bereitstellungsreaktion eintritt; der Körper rüstet sozusagen auf
Verändern, den Aufrüstmechanismus stoppen, d. h. Atmung und Muskelspannung kontrollieren, Denkmuster erforschen

Obwohl der Klient in einzelnen Biofeedbacksitzungen Selbstkontrolle und Regeneration bereits erlernt hat, ist es doch notwendig, im Rahmen eines Coachingkonzeptes die Möglichkeit der Integration des Gelernten in Bezug auf seine physiologischen Prozesse zu verdeutlichen und auch einzuüben.

Biofeedback und Diagnostik

Eine gute Eingangsdiagnostik ist für Training und Therapie unerlässlich. Sie setzt sich aus verschiedenen Säulen zusammen, je nachdem, ob es sich um ein Training oder eine Therapie handelt:
- Anamnese
- Ärztliche oder psychotherapeutische Diagnose, psychologische Testverfahren
- Medikamenteneinnahme, auch homöopathische Medikamente, Bachblüten, spezielle Tees usw.
- Biofeedback-Baseline und -Eingangstest

Ein Biofeedback-Eingangstest ist in der Diagnostik und zur Auswahl der passenden Trainingselemente nicht wegzudenken. Die Tests sind bekannt als Stress- und/oder Regenerationstests, wobei drei unterschiedliche Verfahren zur Anwendung kommen:
- passive diagnostische Eingangstests
- leistungsabhängige Tests
- kombinierte Tests

Passive diagnostische Eingangstests sind solche Testverfahren, die automatisch ablaufen, eine Ruhephase, Erwartungshaltung und Regeneration nach einem Schreckereignis messen. Wichtig dabei ist, dass der Patient/Klient sich während des Tests möglichst ruhig verhält und so wenig wie möglich durch zusätzliche Informationen abgelenkt wird, d. h. keine Zeitangaben über die Dauer des Tests oder einzelne Testabschnitte, keine Bilder, die Erinnerungsprozesse abrufen, oder ähnliches. Im Test selbst sollen möglichst nur die innerpsychischen und physiologischen Prozesse dargestellt werden.

Antizipation

Antizipation (lateinisch anticipo: vorwegnehmen) bedeutet Vorwegnehmen von Ereignissen, Situationen oder Entwicklungen und ist ein besonderer Schwerpunkt im Testverfahren.

Dabei wird versucht, folgende Frage zu klären: Wie viel Energie/Erregung wird in der Vorerwartung eines eintreffenden oder vielleicht eintreffenden Reizes verwendet und wann – vor dem zu erwartenden Ereignis – beginnt bereits die Erregung?

Negative Erwartungshaltungen bedeuten für den Organismus Stress. Sie sind geknüpft an individuelle Denkmuster, Einstellungen und Persönlichkeitsmuster. Ganz besonders stark treten sie bei Angststörungen hervor als *Angst vor der Angst*. Die Frage nach der Aktivierung in einer Antizipationsphase ist nicht nur für therapeutische Interventionen von entscheidender Bedeutung. Als Burnoutprophylaxe ist Antizipation auf jeden Fall immer ein Thema, denn negative Antizipation stellt Energie bereit. Patienten/Klienten, die zum Grübeln neigen, die nicht abschalten können, sind energetisch besonders vom Ausbrennen bedroht. Oft höre ich von meinen Patienten mit essenzieller Hypertonie:

„Am Freitag bin ich komplett erschöpft, am Samstag schlafe ich mich aus, aber am Sonntag Nachmittag überlege ich mir schon wieder, ob ich am Montag alles schaffen werde …"

Beispiel

Ein Patient, der 3 Bypässe erhalten hat und dessen Firma besorgt ist, ob er aus medizinischer Sicht noch arbeiten soll/darf, antwortet mir auf meine Frage, was er denn von Beruf sei: „Ich bin leitender Ingenieur auf einer Bohrinsel, habe 14 Tage Dienst und 4 Wochen frei." Ich frage ihn, ob er denn immer in Alarmstimmung sei (seine Testergebnisse deuteten auf Angst und negative Antizipation hin). Er meinte, sobald er in den Hubschrauber einsteige, sei er in Erwartung, dass es einen Feueralarm geben könnte. Wir unterhalten uns dann darüber, ob es nicht auch möglich wäre, sich dann den Kopf darüber zu zerbrechen, wenn es soweit ist.

Negative Erwartungshaltung, Angst, es nicht zu schaffen, alles nicht perfekt erledigen zu können, sind Hauptthemen meiner Klienten/Patienten. Hier kann Biofeedback helfen zu lernen, den unnötigen Druck aus der Seele herauszunehmen, eine unnötige Energiebereitstellung im Körper zu verhindern. Natürlich ist der erste Schritt des Trainings, wahrnehmen zu lernen, welche Veränderungen im Körper wann stattfinden. Der zweite Schritt ist dann das überhöhte Aktivierungsniveau zu drosseln und Gelassenheit einfließen zu lassen.

Leistungs-/situationsabhängige Tests zeigen psychophysiologische Veränderungen auf, die als Reaktion auf bestimmte Testfragen, Imaginationen oder in Bewegung (z. B. sportpsychologische Test) stattfinden. Die individuelle Reaktion auf die gestellte Testaufgabe ist maßgeblich beeinflusst von der Informationsverarbeitung (ob der Proband gut in Deutsch oder Mathematik ist, ein gutes oder schlechtes Allgemeinwissen besitzt), Intelligenz, Vorlieben, persönlichen Stärken und Schwächen und vieles mehr. Spezifische Fragen können zusätzliche Bewegungsartefakte (jede Bewegung hat eine Aktivierung zur Folge und verfälscht die Aussagekraft der Messung) auslösen.

Leistungs-/situationsabhängige Tests beziehe ich in das Training mit ein, wenn spezifische Reaktionsmuster erkannt und verändert werden sollen, nicht so gerne aber als Eingangstest. Zur besseren Vergleichbarkeit der Tests und ihrer Aussagekraft hinsichtlich therapeutischer Maßnahmen eignen sich autonom ablaufende Tests, die möglichst einfach innerpsychische Prozesse messen. Leistungs-/situationsabhängige Tests sind dafür nicht geeignet. Natürlich sind solche Testverfahren nur bedingt vergleichbar, da sie ja immer Momentaufnahmen im Leben des Patienten/Klienten sind.

Kombinierte Tests verbinden beides, um Unterschiede zwischen Ruhephasen und Aktivität zu messen. In der modernen Biofeedback-Software sind Tests vorinstalliert, die sich jederzeit vom Anwender selbst oder vom Hersteller nach den Bedürfnissen der therapeutischen Arbeit verändern lassen. Je nach Anforderung lassen sich Videos, Bilder, Anweisungen oder Sprachausgaben als Stressor oder als Entspannungs- und Erholungsphase in die jeweilige Testphase integrieren.

Ich verwende am liebsten das *4-Phasen-Testverfahren,* wobei folgende Situationen überprüft werden:
- Eine Entspannungsphase (2–3 Minuten), in der der Klient/Patient aufgefordert wird, sich zu entspannen und loszulassen.
- Eine Ankündigungsphase (1–2 Minuten), in der der Reiz angekündigt wird. Gemessen wird die Erwartungshaltung (Antizipation).
- Eine Reizphase (10–20 Sekunden), in der der Reiz plötzlich auftritt und ein paar Sekunden anhält.
- Eine Regenerationsphase (1–2 Minuten), in der sich der Klient/Patient wieder erholen, regenerieren soll.

Gemessen werden:
- 2 Hautleitwerte
- Pulsfrequenz
- Pulsamplitude
- Fingertemperatur
- Atemfrequenz
- Muskelspannung

Vor dem Test ist es sinnvoll, eine längere Baseline zu erheben, um dem Patienten/ Klienten die gemessenen Parameter zu erklären und gleichzeitig zu überprüfen, ob alle Sensoren ordnungsgemäß angelegt und die rückgemeldeten Daten deutlich sind.

Zeigen die Hautleitwerte ein sehr hohes Niveau, ist es angezeigt, die Hände waschen und gut abtrocknen zu lassen und dann erst die Messung fortzusetzen. Es könnte auch sein, dass der Hautleitwert gar nicht messbar ist. Dann könnte es sein, dass der Patient/Klient unter einer Depression oder einem Trauma leidet, Medikamente eingenommen, sehr trockene Hände oder Neurodermitis hat. Wenn die Patienten/Klienten sich an die Situation gewöhnt und beruhigt haben, ist meistens eine exakte Messung möglich.

Evaluation

Für die Evaluation ist es wesentlich, den Klienten/Patienten während des Tests auch genau zu beobachten. Besonderes Augenmerk sollte auf der Atmung und generellen Anspannung liegen. Auch ein oftmaliger Wechsel zwischen Zwerchfell- und Brustatmung kann das Messergebnis verzerren – deshalb nie auf die Beobachtung des Klienten/Patienten verzichten!

Bei der Auswertung des Tests wird untersucht, wie sich die einzelnen Parameter in den einzelnen Testphasen verhalten. Besonderes Augenmerk wird auf die Erwartungshaltung in der Testphase 2 gelegt: bleiben die Werte gleich, erholen sie sich oder steigen sie kontinuierlich an.

In der Testphase 4 wird ausgewertet, welche Parameter sich nach dem Reiz am schnellsten wieder in die Ausgangslage bewegen und welche nicht.

Die beiden Hautleitwerte zeigen innere Balance, Ängste, Grübeln, mentales Abschalten, sympathische und mentale Aktivität an, während die anderen Parameter die weiteren physiologischen Veränderungen aufzeigen. Das individuelle Trainings- und Therapieprogramm richtet sich dann verstärkt danach, in welchem Bereich eine Disbalance auftritt, ob im Gefäßsystem (Pulsamplitude), im Herz-Kreislauf-System (Pulsfrequenz), in der Muskelspannung (EMG) oder im mentalen Bereich/sympathisches Aktivierungsniveau (Hautleitwert).

Im Grund-Trainingsprogramm werden Techniken und Strategien auf allen Ebenen trainiert:

⊚ im somatischen Bereich: Loslassen – Entspannung – Regeneration
⊚ im mental/emotionalem Bereich: Um- und Neustrukturierung von inadäquaten Denkmustern
⊚ im Verhalten: Transfer in den Alltag

Spezielle Trainingseinheiten intensivieren dann die Übungen und/oder trainieren verstärkt Veränderungen in bestimmten Parametern, z. B.: Pulsfrequenz, Muskelspannung, Temperatur, Hautleitwert, Atemfrequenz.

Zusammenfassung

Die neue Generation von Biofeedbackgeräten bietet die Möglichkeit, noch intensiver und präziser Selbstregulation zu schulen, um den Körper in Balance zu halten oder wieder in Balance zu bringen. Die Einsatzgebiete sind vielfältig und reichen vom Coaching über therapeutische Maßnahmen bis hin zur Medizin. Trotz aller Technik dürfen wir allerdings nicht den Menschen, der hinter der Maschine sitzt, den Patienten, vergessen. Biofeedback ist eine gelungene Technik, die in ein individuelles Trainings- oder Therapiekonzept mit viel Verständnis und Fingerspitzengefühl eingebaut werden soll.

Biofeedback und essenzielle Hypertonie

Wenn der Herzschlag so regelmäßig
wie das Klopfen des Spechts oder
das Tröpflein des Regens auf dem Dach wird,
wird der Patient innerhalb von 4 Tagen sterben
Wang Shune, chinesischer Arzt, 3. Jhd n. Chr.

Das Herz – Kraftquelle auf Lebenszeit

Das Herz ist Mittelpunkt unseres Lebens und eine Höchstleistungsmaschine. Es entwickelt sich noch vor dem Gehirn und ist eine elektromagnetische Kraftquelle mit einer Leistung von 2,4 Watt. Seine Schwingungen und Signale sind bis in die kleinste Zelle messbar. Doch nicht nur das Herz, auch jedes andere Organ schwingt in seiner ureigensten Lebensmelodie. Sind alle diese Rhythmen (Gehirn, Herz, Atmung) im Einklang, in Kohärenz, dann fühlen wir uns wohl, dann ist der Körper gesund, im *Flow*. In diesem Zustand sind wir kreativ, dynamisch, lebensfroh und *vital*. Diese *Vitalität* ist abhängig von der Anpassungsfähigkeit des Körpers an emotionale, psychische und physische Herausforderungen des Lebens.

Der Organismus steht in ständiger Interaktion mit der Außenwelt. Er reagiert „unbewusst" auf eintretende Reize und passt selbstständig den geforderten Energiebedarf an die jeweilige Situation an. Er tut dies über die Herzfrequenz im Zusammenspiel mit verschiedenen anderen Organsystemen, wie zum Beispiel Atmung, Nervensystem, Hormonsystem, Gefäßsystem. Daraus folgt, dass die Herzfrequenz keine starre Größe ist, sondern sich individuell an äußere und innere Gegebenheiten anpasst. Dies geschieht durch Veränderung der zeitlichen Abstände zwischen den einzelnen Herzschlägen.

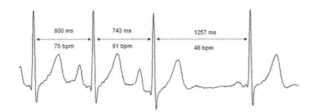

Abb. 5. EKG eines Gesunden; die Abstände zwischen den Herzschlägen sind unterschiedlich (mit freundlicher Genehmigung der Firma Biosign © GmbH, www.biosign.de)

Ist diese Variabilität der Herzfrequenz eingeschränkt, ist auch die *Vitalität* des Menschen eingeschränkt. Er fühlt sich schneller überfordert und es besteht die Gefahr, dass es zu gravierenden Gesundheitsstörungen kommt.

Herzratenvariabilität

Mück-Weymann* bezeichnet die Herzratenvariabilität als *„Globalindikator für Schwingungsfähigkeit (Resonanzfähigkeit) und Adaptivität bio-psycho-sozialer Funktionskreise im Austausch zwischen Organismus und Umwelt. Sie wirkt wie ein*

---

* www.dr-mueck.de/HM_HRV/HMHRV-Allgemeine.htm

Puffer oder Interface, das dem Körper die Kommunikation mit der inneren und äußeren Umwelt erleichtert."

Je besser sich der Körper an die täglichen Herausforderungen, Belastungen und Stress anpassen kann, desto größer ist der Gleichklang der im Körper erzeugten Schwingungen. Diese Harmonie der Rhythmen (Gehirn, Herz, Atmung) wird Kohärenz genannt. Sie lässt sich mit den neuesten Biofeedbackgeräten darstellen und trainieren. (Abb. 6)

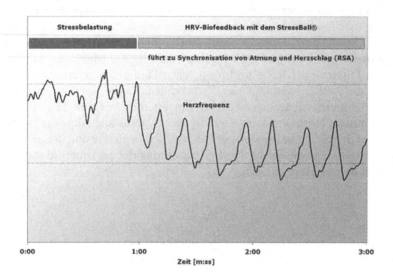

Abb. 6. Richtiges Atmen und Loslassen lässt den ungeordneten Herzschlag in einen geordneten Verlauf bringen (mit freundlicher Genehmigung der Firma Biosign © GmbH, www.biosign.de)

Respiratorische Sinusarrhythmie (RSA)

Die Herzfrequenz lässt sich über die Atmung beeinflussen, wobei es beim Einatmen zu einer Zunahme durch einen erhöhten venösen Rückfluss und beim Ausatmen zu einer Frequenzabnahme kommt. Physiologisch lässt sich die Respiratorische Sinusarrythmie bei Jugendlichen, Sportlern und Vagotonikern nachweisen (Achtung! Auch bei bestimmten Medikamenten).

Kohärenztraining

Im Kohärenztraining wird versucht, eine Harmonie der im Körper vorhandenen autonomen Rhythmen zu erzeugen, und zwar
⊚   der Herzfrequenz

⊚ der Atmung
⊚ des Baroreflex.

Die Aktivität des Baroreflex regelt den Blutdruck. Ein Herzrhythmus um 0,1 Hz
(6 pro Minute) zeigt die Baroreflexschleife und die Prozesse der Blutdruckregula-
tion an (Mück-Weymann M 2005, S 69). Eine langsame, tiefe Atmung unterstützt
die Harmonisierung dieser Rhythmen, eine Atemfrequenz von ungefähr 6 Atemzügen pro Minute (4 Sekunden einatmen – 6 Sekunden ausatmen) trifft den Baro-
rezeptorrhythmus.

Biofeedback und Herzratenvariabilität (HRV)

Schwankungen in der Herzfrequenz beruhen auf einer Änderung des Vagustonus.
Mittels einer Fourier- oder Fast-Fourier-Analyse werden die verschiedenen zeit-
bezogenen Schwingungen in Frequenzen umgerechnet und in Form von Graphen
oder 2D- oder 3D-Powerspektren dargestellt.

Die einzelnen Frequenzen sind
ULF	Ultra Low Frequencies		< 0,003 Hz
VLF	Very Low Frequencies	0,003	– 0,04 Hz
LF	Low Frequencies	0,04	– 0,15 Hz
HF	High Frequencies	0,15	– 0,04 Hz

Entscheidend für das Herzratenvariabilitäts-Training sind die HF und die LF.

Die *High Frequencies* (HF) beziehen sich auf die respiratorische Sinusarrhythmie und drücken die Anpassung der Herzfrequenz an den Atemrhythmus aus.
Sie zeigen die Veränderung des Vagustonus durch die Atmung an und sind somit Ausdruck für die tonische vagale Aktivität. Doch auch eine Veränderung der
Atemform wirkt sich auf die HF aus. Eine Verlangsamung steigert die RSA (ohne
Einfluss auf den Vagustonus). In der Darstellung im Powerspektrum verschiebt
sich der ermittelte *HF-Peak* immer dann nach links, wenn die ermittelte HF-Pow-
er den Vagustonus überproportional ausdrückt, und nach rechts, wenn sie ihn
unterproportional ausdrückt (Sroka K 2002, S 83).

Die *Low Frequencies* (LF) korrespondieren mit den so genannten Mayer-Wellen.
Sie werden sowohl vom Sympathikus als auch vom Vagus beeinflusst und drü-
cken die Power der rhythmischen vasomotorischen Aktivität, die den Blutdruck
reguliert, aus. Ein errechneter Quotient aus LF/HF lässt sich als sympatho-vagale
Balance nur in ihren jeweiligen Änderungen miteinander vergleichen, da die LF
Power zu beträchtlichen Teilen vagal moduliert wird.

Bei gesunden Personen dominiert der Vagus (in Ruhe) die Herzaktivität. „*Alltags-
belastungen im unteren und mittleren Leistungsbereich (bis etwa zu einer HR von
100/min) werden primär durch Rücknahme des starken Ruhe-Vagustonus reguliert.*

Erst im oberen Leistungsbereich (etwa im oberen Drittel) kommt es zu einer Zuschal-
tung sympathischer Aktivität. Bei akutem Stress, in Situationen besonderer Anspan-
nung, dominiert der Sympathikus. Der Alltag wird durch Variation des Vagustonus
gesteuert. Dementsprechend ist davon auszugehen, dass chronische Stressbelastung
*zu **chronischer Reduktion vagaler Aktivität ohne sympathische Aktivitätsanstie-***
***ge** (hervorgehoben durch die Autorin) führt* (Sroka, S 333). Chronische Belastung
führt aber zu einer Störung der vegetativen Steuerung und schwächt somit sowohl
Sympathikus als auch Parasympathikus.

Den *Very Low Frequencies* (VLF) wird eine Beteiligung im Gefäßtonus, der Tempe-
raturregulation und auch innerpsychischen Aktivitäten zugeordnet. Man spricht
von einer Korrespondenz zum Hautleitwert. Eine wissenschaftlich untermauerte
Zuordnung ist, soweit ich weiß, noch nicht erfolgt.

In der HRV-Analyse lassen sich verschiedene Parameter berechnen, die für Diagnostik und Training wichtig sind. Moderne Biofeedbackgeräte berücksichtigen
in ihrer Statistik einige dieser Messdaten.

Aufschluss über die Befindlichkeit eines Patienten/Klienten gibt der SDNN-Wert
(Löllgen)

SDNN	< 50 msec oder HRV Triangel Index < 15 hochgradige Minderung der HRV	
SDNN	< 100 msec oder HRV Triangel Index < 20 mittelgradige Einschränkung der HRV	

Die Herzratenvariabilität hat in den letzten Jahren immer mehr an Bedeutung
zugenommen. Eine Blockade oder Abschwächung der Vagustätigkeit ist zu 80 %
an einem Herzanfall beteiligt. Das Anfallsende ist durch einen Wiederanstieg der
Vagustätigkeit gekennzeichnet. Sie ist es auch, die in den ersten zwei Wochen nach
einem Infarkt Aufschluss darüber gibt, wie groß die Überlebenschancen der Betroffenen nach einem Herzinfarkt sind (Sroka 2002). Je geringer die Vagusaktivität
in dieser Zeit, desto größer das Risiko, in den kommenden Jahren einen Herztod
zu erleiden.

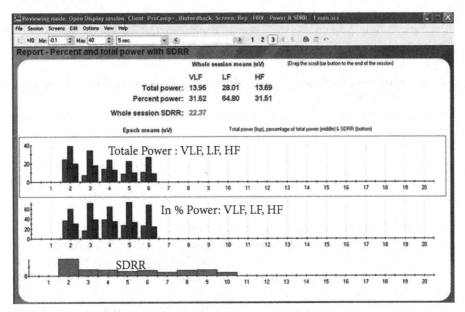

Abb. 7. HRV-Analyse der Firma Thought Technology SDRR-/SDNN-Auswertung

Tabelle der gebräuchlichsten Abkürzungen

RR	Abstände zweier Herzschläge (R-Zacken im EKG), gebräuchlicher
NN	Abstand zweier Herzschläge
SDNN	Standardabweichungen aller NN-Intervalle
SDNN-i	Mittelwert der Standardabweichungen aller NN-Intervalle für alle Fünf-Minuten-Abschnitte bei einer Aufzeichnung von 24 Stunden
SD-Index	Mittelwert der Standardabweichungen der NN-Intervalle für alle Fünf-Minuten-Segmente der Gesamtaufzeichnung
SDANN	Standardabweichung des Mittelwertes der NN-Intervalle in allen Fünf-Minuten der gesamten Aufzeichnung
SDANN-i	Standardabweichung des mittleren normalen NN-Intervalls für alle Fünf-Minuten-Abschnitte bei einer Aufzeichnung von 24 Stunden
sNN50	Anzahl sukzessiver NN-Intervalldifferenzen > 50 ms
pNN50	Prozentsatz sukzessiver NN-Intervalldifferenzen > 50 ms bezogen auf die NN-Gesamtzahl
wMSD	Median sukzessiver NN-Intervalldifferenzen für die Dauer eines mittleren Atemzyklus
r-MSSD	Quadratwurzel des quadratischen Mittelwertes der Summe aller Differenzen zwischen benachbarten NN-Intervallen (höhere Werte weisen auf vermehrte parasympathische Aktivität hin)
TI-Index	Mittels dreieckförmiger Interpolation berechnete, artefaktbereinigte Spannweite der NN-Verteilung pro Stunde bzw. 24 Stunden
HRV-Triangular-Index	Integral der Dichteverteilung (Anzahl aller NN-Intervalle dividiert durch das Maximum (Höhe) der Dichteverteilung)
TINN	Länge der Basis des minimalen quadratischen Unterschiedes der triangulären Interpolation für den höchsten Wert des Histogramms aller NN-Intervalle

Entnommen aus www.hrv24.de/HRV-Definitionen.htm und Sroka (S. 87)

Der Vagus – eine Balance zwischen Seele und Körper

Im Organismus regeln zwei große Systeme die Homöostase, das innere Gleichgewicht:

◉ das sympathische System – zuständig für die Aktivierung, Leistung, Anspannung, Kampf, Flucht

◉ das parasympathische System – zuständig für die Erholung, Ruhe und Regeneration

Diese wichtige Steuerung erfolgt vorwiegend im Hypothalamus, der wiederum sehr eng mit dem Limbischen System verknüpft ist, das eine zentrale Rolle bei der Regelung von Affekten und Gefühlen innehat (Sroka K 2006, S 31).

Der Nervus Vagus reguliert die parasympathische Versorgung im Herzen. Sein Kerngebiet liegt in der Medulla oblongata, dem verlängerten Rückenmark, in der Nähe des Kreislauf- und Atemzentrums. Seine Stärke/Schwäche zeigt sich im Ausmaß der atemsynchronen Pulsschwankungen (der Herzschlag wird beim Einatmen schneller, beim Ausatmen langsamer). Die Nervenfasern des Vagus ziehen sich von ihrem Ausgangspunkt zu den inneren Organen und in den Bauchraum (Abb. 8).

Die Vagusaktivität wird bestimmt durch eine genetische Komponente (ererbte Vagusschwäche) und die emotionale und soziale Entwicklung im Kindesalter. Emotionale Offenheit stärkt den Vagus, Verschlossenheit, innerer Rückzug, Verdrängung der eigenen Gefühlswelt schwächt den Vagus. Es ist für Therapeuten sehr wichtig, sich dieser Zusammenhänge und Einflüsse des Vagus bei der Therapiegestaltung bewusst zu sein. Will der Patient lang anhaltend seinen Gesundheitszustand verbessern, reicht das Biofeedbacktraining alleine nicht aus, sondern muss sinnvoll mit ergänzenden Modulen bereichert werden, damit der Patient Einsicht und Verständnis für das Zusammenspiel zwischen Herzfrequenzvariabilität und seiner emotionalen Befindlichkeit bekommt. Das Herz ist nicht nur ein starkes elektromagnetisches Kraftwerk, sondern auch sehr beziehungssensitiv. Liebe, ein liebevolles Umfeld, Freude und intakte Beziehungen stärken den Vagus.

In der therapeutischen Praxis lässt sich immer wieder erkennen, wie gerade Herz-Kreislauf-Patienten oft eine überhöhte Leistungsbereitschaft auf der Suche nach Anerkennung und Liebe zeigen. Niederlagen, Enttäuschungen, Frustrationen und Ärger führen zu Erschöpfung, schwächen den Vagus und erhöhen das Risiko, einen Herzinfarkt oder Herzanfall zu erleiden.

Vagus und Stress

Wie bereits erwähnt, wird die Herzfrequenz im unteren und mittleren Leistungsbereich durch eine Abnahme der Vagustätigkeit gesteuert. Sroka (2002, S 39)

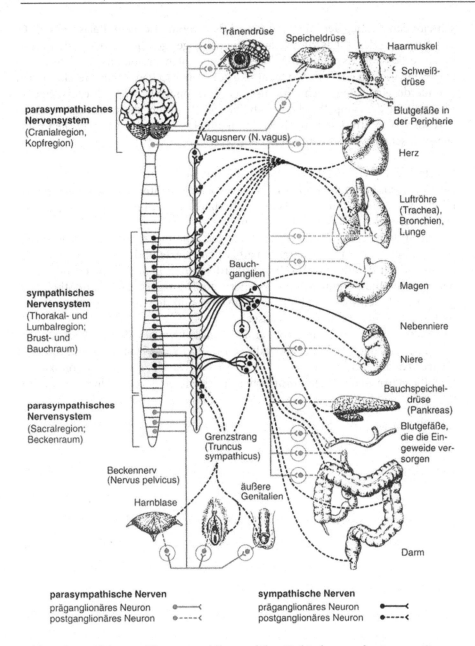

Abb. 8. Sympathikus und Parasympathikus und ihre Verbindung zu den inneren Organen. Sympathische Nerven organisieren und mobilisieren Energieressourcen, parasympathische Nerven helfen Energiereserven aufzubauen (Pinel JP 1997, S 54) (modifiziert)

schreibt den Anstieg der Pulsfrequenz bei der Ergometrie, beim Belastungs-EKG, der Abnahme des Vagus zu, wie auch die dabei gelegentlich auftretenden Herzbeschwerden und Ischämien. Mittels der Herzratenvariabilitäts-Analyse konnte gezeigt werden, dass der Sympathikustonus bei ischämischer Herzkrankheit (Minderdurchblutung) nicht chronisch erhöht, sondern chronisch erniedrigt ist. Ebenfalls ist die sympathische Reaktivität bei Personen, die unter chronischem psychosozialen Stress stehen, als Reaktion auf eine Schwäche des zentralen parasympathischen Systems deutlich herabgesetzt.

Ein starker Vagus unterstützt den Organismus im Umgang mit inneren und äußeren Stressoren. Ein besonderes Thema ist oxidativer Stress: Durch Umweltgifte, falsche Ernährung, Rauchen, Abgase, Pharmaka u. v. a. bilden sich so genannte freie Sauerstoff-Radikale im Organismus.

Die Tätigkeit des Vagus unterstützt die Bildung bestimmter Botenstoffe (cGMP), die wiederum die parasympathischen Effekte in den Zellen steuern, genauso wie Stickstoffmonoxid (NO). Es wird von den *Endothelzellen* gebildet. Sie hemmen die Blutgerinnung und erweitern die Kranzgefäße. Die Endothelzellen kleiden die Innenwand der Blutgefäße aus und sind den Stressoren, die mit dem Blutfluss kommen, schonungslos ausgeliefert.

Das freigesetzte NO wirkt auf den Herzmuskel wie der Vagus. NO ist ein aktiver Radikalfänger. Es bildet ebenfalls cGMP und wirkt Hand in Hand mit dem Vagus. Oxidativer Stress bindet das NO. Verringert sich das Stickstoffmonoxid der Endothelzellen, dann wirkt chronischer Stress wie eine Vagusschwäche und infarktgefährdend.

Essenzielle Hypertonie

Der Blutdruck ist eine Druckwelle und seine Werte schwanken ständig. Diese Schwankungen verändern sich ständig und werden durch innere (z. B. Stress, körperliche und psychische Belastungen, Krankheit, uvm.) und äußere Faktore beeinflusst. Das Herz ist eine Hochleistungsmaschine, die Blut in die Adern pumpt. Zieht es sich zusammen, dann steigt der Druck, entspannt es sich wieder, sinkt der Druck.

Gemessen wird

die Höhe des Wellenkamms → systolischer Blutdruck (Anspannung)

die Höhe des Wellentales → diastolischer Blutdruck (Loslassen)

Systole: Pumpdruck auf die Arterien, während das Blut aus dem Herzen fließt. Dabei zieht sich der Herzmuskel zusammen.

Diastole: Blutdruck in den Arterien zwischen 2 Herzschlägen. Er zeigt den Widerstand der Arterienwände zum Zeitpunkt des Entspannens des Herzmuskels. Die kleinen Arterien verengen sich durch Noradrenalin. Sie bestimmen, wie viel Blut zu den Organen fließt.

Ein hoher diastolischer Wert kann ein Hinweis darauf sein, dass durch eine psychisch bedingte chronisch Verspannung der Vagus (oder Verhärtung und Verkalkung der Arterien) geschwächt ist, während eine generelle Entgleisung (beide Werte sind zu hoch) eine generelle Schwächung der Steuerung Sympathikus/Parasympathikus repräsentieren kann.

Man unterscheidet zwischen einer primären (essenziellen) und sekundären (krankheitsbedingten) Hypertonie. Das anschließende Therapiekonzept stellt Trainingsmodule dar, die sich auf die essenzielle Hypertonie beschränken.

Definition der essenziellen Hypertonie nach dem AKH Consilium (www. akh-consilium.at/daten/hypertonie_essentielle.htm, Luger Anton):

„Eine Hypertonie liegt vor, wenn im Sitzen (nach einigen Minuten) die Werte des systolischen Blutdruckes über 140 mm Hg und/oder des diastolischen Blutdruckes über 90 mm Hg gelegen sind.“

Systolischer Blutdruck	Diastolischer Blutdruck	Diagnose
140–159	90–99	Hypertonie Grad I
160–179	100–109	Hypertonie Grad II
> 180	> 110	Hypertonie Grad III

Ein hoher Blutdruck (Hypertonie) bedeutet, dass sich das Herz mehr anstrengen muss, um das Blut durch den Organismus zu pumpen. Der Druck steigt, wenn das Herz entweder eine erhöhte Blutmenge mit jedem Zusammenziehen ausstoßen oder einen erhöhten Widerstand der Arterienwände überwinden muss. Lang anhaltende Angst, Aufregung, negative Emotionen (Ärger) und Stress erhöhen dauerhaft den Blutdruck. Diese Funktionsstörung kann in Folge, wird sie nicht behoben, in eine organische Störung übergehen. Der Körper lernt es als Normalzustand anzusehen und sorgt nicht mehr für die Senkung des Blutdrucks (oder kann nicht mehr sorgen), denn dafür ist das parasympathische Nervensystem zuständig. Dies schwächt sich wiederum bei chronischer Dauerbelastung.

Entstehung einer essenziellen Hypertonie

Obwohl die Entstehung einer essenziellen Hypertonie vielfältig ist, lassen sich doch bestimmte Merkmale erkennen:
⊚ *Vagusschwäche*
  ⊚ eine genetische Disposition (ererbte Vagusschwäche)
  ⊚ mangelnde sozio-emotionale Entwicklung im Kindesalter
  ⊚ chronischer Stress
  ⊚ mangelnde emotionale Flexibilität (nicht Ausleben von Gefühlen, Liebe, Hingabe)
  ⊚ unterdrückte Emotionen (Ärger, Aggression, Wut) im Erwachsenenalter
  ⊚ soziale Isolation, Rückzug, oder fehlender sozialer Rückhalt (führen zu erniedrigtem Vagustonus und gesteigerter sympathischer Reagibilität, Sroka 2002, S 53)
⊚ *Persönlichkeitsmerkmale*

Denollet (1996 in Skroka 2002) kreierte den Persönlichkeitstypus D (von Distress) für die Beschreibung von Personen, die an einer koronaren Herzkrankheit litten. Das Sterberisiko dieser Patienten war 4-mal größer als bei den restlichen Herzpatienten, unabhängig vom Zustand ihrer Koronarterien und auch unabhängig vom Zustand ihres Herzmuskels. Dem Typ D werden negative Emotionen (Depression und innere Spannung (chronische Unterdrückung der eigenen Emotionalität und mangelnde Interaktivität mit anderen Menschen) und soziale Hemmung zugeordnet.

Obwohl immer wieder geleugnet wird, dass es eine so genannte *„Herzinfarktpersönlichkeit"* gibt, so steht doch außer Zweifel, dass bestimmtes Verhalten zu einer Schwächung des Vagus führen kann, was notgedrungen wiederum zu einer Disbalance im Organismus und zu dessen Schwächung beiträgt.

Life-Event-Forschungen und multifaktorielle Therapieansätze bestätigten einen Zusammenhang zwischen dem Persönlichkeitsmerkmal Typ A (bedeutet Kompetenz, Rationalität über Emotionalität, dem zugeordnet leichte Erregbarkeit, Aggressivität, Konkurrenzdenken) und Koronarerkrankungen (Friedman & Rosenman 1974, S. 48).

Friedman & Rosenman beschreiben folgende Eigenschaften als signifikant für Koronarerkrankungen:
⊚ hohe Leistungsfähigkeit durch Hetzen von Ziel zu Ziel
⊚ scharfes Konkurrenzdenken

- Terminfülle
- schnelle Erledigung aller Aktivitäten
- mental ständig hellwach und aufmerksam
- konstantes Bedürfnis nach Aufmerksamkeit

Personen, die dem Typ A zugeordnet werden, nehmen Herausforderungen und Bedrohungen selektiver wahr und reagieren darauf emotional und kardiovaskulär stärker. Misserfolg hat selbstwertschädigenden Charakter.

Nicht zu leugnen ist, dass Personen mit diesem Persönlichkeitsmerkmal zu der Gruppe der Sympathikotoniker gehören.

Ausgehend von der vegetativen Reaktionsbereitschaft unterscheidet man Sympathikotoniker und Vagotoniker. Wie bereits im Namen enthalten, neigen Sympathikotoniker bei Angst, Stress, Aufregung zu einer sympathischen Überaktivität (Kampf- und Fluchtverhalten) und Vagotoniker in diesen Situationen zu einer parasympathischen Überaktivität (Schreckverhalten).

Vagotoniker bleiben in Schrecksituationen wie gelähmt, neigen nicht zu einem Widerstandsverhalten oder einer aktiven Auseinandersetzung mit dem Stressor. Ihre vagotone Befindlichkeit drückt eher eine starke Hilflosigkeit oder Erschöpfung nach einer übermäßigen Anspannung aus. Er klagt über Schwindel, weiche Knie, Übelkeit, Durchfallsneigung, kalte Hände und Füße, verbunden mit der Angst umzufallen oder ohnmächtig zu werden.

Sympathikotoniker sind Kampftypen, klagen in einer Kampf- oder Fluchtsituation über Herzrasen, Druck auf der Brust, muskuläre Verspannung, Atemprobleme (Hyperventilation). Sie zeigen eine ständige Überanspannung, ein ständiges „Auf-dem-Sprung-Sein", eine große innere Unruhe, eine leichte Reizbarkeit, eine gewisse Aggressivität und überdurchschnittliche Leistungsbereitschaft (Morschitzky 2004, S 228 ff). Ihr Gesundheitsrisiko liegt in der ständigen Unruhe des Gehetztseins, der Abwehrhaltung gegenüber Entspannung und Ruhe. Die meisten Klienten/Patienten fühlen sich *schuldig*, wenn sie einen Augenblick in Ruhe verharren, für sie ist Ruhe und Entspannung *verlorene Zeit*.

Das Verhalten des Persönlichkeitsmerkmals Typ A entspricht dem heutigen Zeitgeist, in dem konkurrenzorientiertes Leistungsstreben bis zur Leistungsgrenze, Zeitdruck und Ungeduld an erster Stelle stehen, und wird somit von der Umwelt positiv verstärkt.

In der therapeutischen Praxis hat sich gezeigt, dass die Mehrheit der Patienten/Klienten mit essenzieller Hypertonie diesem Typus A zugeordnet werden können, wobei folgende seelischen Auslöser dabei eine große Rolle spielen können:
- Konflikte zwischen Sein-Sollen, Sein-Wollen, Sein-Müssen
- versteckte Suche nach dem intensiven Leben, den Wurzeln

- ⊚ verborgener Ärger und Aggressivität
- ⊚ Charaktermerkmal „Feindseligkeit"
- ⊚ rationale Angepasstheit
- ⊚ hohes Pflicht- und Verantwortungsbewusstsein
- ⊚ Verlernen der Genussfähigkeit und des Loslassens
- ⊚ Angst vor Emotionen
- ⊚ fehlende Liebe (Gefühl des Geliebtwerdens, Selbstliebe, Liebe und Vertrauen dem Leben gegenüber)
- ⊚ Suchen nach Anerkennung und Liebe über Leistung
- ⊚ allgemeines Gefühl der Unruhe, des Getriebenseins

Herz-Kreislauf-Patienten sind meist schwierige Patienten, oft fehlen Krankheitseinsicht und die nötige Compliance. Es kommt aber auch vor, dass Sie sich durch den Ärztedschungel durchkämpfen, ohne Erfolg auf Besserung der körperlichen Beschwerden. In einer Aussendung der Deutschen Stiftung für Herzforschung werden Ärzte davor gewarnt, Herzneurosen nicht ernst zu nehmen. Seelische Belastungsfaktoren können Herzbeschwerden verursachen und es wird dringend empfohlen, die betroffenen Patienten an Psychotherapeuten, Psychosomatiker, oder Psychiater zu überweisen.

Gemeinsam mit dem Wiener Internisten Dr. Urlicic und dem Ganzheitsmediziner Dr. Hubmann (Zentrum für Ganzheitsmedizin) versuchen wir präventiv zu arbeiten, d. h. den betroffenen Personen zu vermitteln, dass rechtzeitige Interventionen Krankheitsbild und -verlauf entscheidend beeinflussen können. Zur Entlastung des Herz-Kreislauf-Systems sind verschiedene Maßnahmen nötig, wie sportliche Betätigung, Ernährungsumstellung, Lebensstiländerung. Bedingungslose Voraussetzung für eine Besserung des Zustandes ist eine Lebensstil- und Einstellungsänderung. Diese bedeutet einerseits, in verschiedenen Lebensbereichen *in Distanz* (emotionaler und beruflicher Stress, psychischer Druck, Ärger, Verzweiflung, Verlustangst, Leistungsdenken) treten zu können, den *inneren Leistungs- und Zeitdruck* kontrollieren zu lernen und sich andererseits einer Hinterfragung der eigenen Wertelandschaft zu stellen. Mögliche Folgen können ein Wiederbeleben der eigenen früheren Lebensvisionen (oft weicht die ursprüngliche Lebensplanung von der derzeitigen beruflichen Arbeitsrhythmik und Stereotypie ab) und die Entwicklung neuer Sinnperspektiven sein. Veränderungen erzeugen immer auch Angst, denn das Heraustreten aus der Stereotypie des Alltags fordert Mut zur Ungewissheit und Mut, sich seinen Wünschen erneut zu stellen und Lebensziele zu hinterfragen. Auch die möglichen Auswirkungen auf das familiäre und soziale Umfeld bieten einen Widerstand zu vielleicht schon insgeheim angedachten und intendierten Veränderungsprozessen.

Jeder Mensch, der sich verändert, verändert auch sein Umfeld. Die Frage „*darf ich so sein wie ich bin*" ist immer wieder ein Hauptthema für die Betroffen. Sie müssen verstehen lernen, dass ein Weniger an innerlichem Druck nicht heißt, seine Arbeit oder sein Umfeld weniger wichtig zu nehmen, sondern nur, dass jede

Tätigkeit auch mit einer innerlichen Ruhe und Freude passieren darf. Es handelt sich dabei um Achtsamkeit. Wer ruhig ist, schont seine Reserven, ist überlegter, kontrollierter, hat mehr Energie.

Der Schwerpunkt der therapeutischen Interventionen liegt nun darin, die betroffenen Personen mit ihren eigenen Ressourcen in Kontakt zu bringen, ihre Verantwortung, Selbstbestimmung und Problemlösungskompetenz in Gesundheitsfragen zu stärken und in ihnen ein Verständnis für die Wichtigkeit einer Balance zwischen Körper, Psyche und Geist zu erzeugen. Ein weiterer Schritt ist die Öffnung für den eigenen Handlungsfreiraum und die noch nicht gelebten Möglichkeiten. Viele Klienten und Patienten fühlen sich ins System eingepresst und dem beruflichen wie privaten Alltag ausgeliefert.

Die Komplexität der Entstehung der essenziellen Hypertonie macht auch eine Therapie nicht einfach. Auf den folgenden Seiten möchte ich Ihnen einzelne Schritte vorstellen, die sich in der Arbeit mit Patienten und Klienten in der Praxis sehr bewährt haben. Es soll ihnen als Anregung dienen und mögliche Interventionsebenen aufzeigen.

ASTI© THHerz – ein Therapiekonzept

Als Psychotherapeutin ist mir ein möglichst ganzheitliches Vorgehen bei der Zusammenstellung einer Therapie sehr wichtig. Viktor Frankl betont in seiner Logotherapie und Existenzanalyse immer wieder die Bedeutung der Dreidimensionalität des Menschen. Sein ganzheitlicher Ansatz beruht auf den 3 Ebenen, der geistigen, der psychischen und der körperlichen Ebene (Noo-Psycho-Somatik). Präventionsarbeit und/oder Gesundung eines Menschen liegen demnach in allen Bereichen. Der Patient muss, wenn er gesunden will in eben diesen Bereichen seines Seins über seine Defizite hinauswachsen.

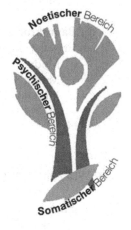

ASTI© THHerz ist ein Therapiekonzept, das einen Einblick in mögliche Therapieschritte geben soll. Wer seine Hochleistungsmaschine Herz wieder stark machen möchte, kommt nicht umhin, sich nicht nur die Maschine selbst anzuschauen und zu reparieren (Regeneration und Herzratenvariabilität), sondern auch zukünftigem Verschleiß vorzubeugen (chronischen und unnötigen Druck und Spannung herauszunehmen) und alle Verbindungen zu prüfen, mit denen das Herz in Kontakt steht, wie zum Beispiel das Gehirn (Denkmuster, Einstellungen, Emotionen, Lebensstil usw.)

Die einzelnen Module, die ich hier vorstellen darf, stellen sich versinnbildlicht in einem Baum dar – *dem Therapiebaum*. Betrachtet man ihn etwas aus der Ferne, dann könnte man in ihm auch einen Menschen sehen, der fest im Leben steht, die Hände nach oben ausgestreckt, offen für das Leben.

Wie gesagt, sie sollen einen Anhaltspunkt darüber geben, was ein ganzheitliches Therapievorgehen umfassen sollte. Alle Bereiche (körperlich, seelisch, geistig) sind miteinander verknüpft und in der Therapie immer präsent, nicht trennbar, sondern spielen von der 1. Therapiesitzung an eine gleich große Rolle. Bauen Sie dieses Programm nach Ihren Vorstellungen und Ihrer Arbeitsweise aus und zögern Sie nicht, mir eine Rückmeldung zu geben. Wir alle sind hier Pioniere auf diesem Gebiet!

Der Therapiebaum ASTI© TH*Herz* umfasst folgende Bereiche:

die Wurzeln – *die Basis schaffen* im körperlichen Bereich:
- *chronischer Stress und das Herz*
    - Modul 1   Baseline und Stress- und Regenerationstest
    - Modul 2   Atemtraining
    - Modul 3   Muskelentspannung und Muskelwahrnehmung
    - Modul 4   Handerwärmungstraining
    - Modul 5   RSA-Training (Respiratorische Sinusarrhythmie) und HRV-Training (Herzratenvariabilitätstraining)

der Stamm – *Verständnis und Compliance erzeugen* im emotional-kognitiven Bereich:
    - Modul 6   Das Tor zum Gefühl und zur Intuition öffnen

die Baumkrone – *die therapeutische Intervention* im noetischen/geistigen Bereich zur Erweiterung und Gesundung der Persönlichkeit:
    - Modul 7   Ärgermanagement
    - Modul 8   Innerer Druck – in Distanz gehen
    - Modul 9   Lebensstiländerung
    - Modul 10 Existenzieller Stress

Stufe 1:
Die Wurzeln stärken: Chronischer Stress und das Herz

Bluthochdruckpatienten sind schwierige Patienten, sie haben meist keinen Leidensdruck und beginnen oft halbherzig mit dem Training. Sie wollen schon etwas verändern, aber auf keinen Fall ihren Lebensstil oder ihre Einstellung. Es ist schon ein Stück Arbeit notwendig, die Patienten (oder Klienten, wenn sie noch ohne blutdruckregulierende Medikamente auskommen) für ein aktives Trainingsprogramm zu begeistern. Es herrscht die weit verbreitete Ansicht, dass sich mit einer Tablette alles regeln lässt. *Mein Blutdruck ist wieder normal, also brauche ich nichts tun*, höre ich sehr oft in meiner Praxis. Es ist unsere Aufgabe, hier Aufklärungsarbeit zu leisten, die Patienten über die Folgen eines chronischen Verschleißes und einer Schwächung des Vagus zu informieren.

Bevor ein effizientes Herzratenvariabilitätstraining stattfinden kann, ist es meiner Meinung nach notwendig, allgemeine Regeneration zu schulen und dem Patienten genau über die einzelnen Therapieschritte in Kenntnis zu setzen. Er soll verstehen, welche Möglichkeiten in ihm selber liegen und sich für einen Veränderungsprozess öffnen lernen. Biofeedback ist die Technik, die Lernen und Fortschritt sichtbar macht, aber für den Prozess und den Erfolg ist der Mensch allein verantwortlich. Wir Therapeuten sind der Wegweiser.

Emergency Reflex und Quieting Reflex – Erlernen von Regeneration

Unser Organismus ist ausgestattet mit zwei Systemen, die unser Überleben sichern, dem Emergency-(Alarm)-Reflex und dem Quieting-(Beruhigungs)-Reflex. Nach jeder Anspannung folgt eine Entspannung. Der Körper kann nicht entscheiden, wie viel Energieeinsatz ein eintreffender Reiz erfordert, deshalb stellt er uns immer 100 % zur Verfügung, damit wir auf alle Fälle genug Reaktions-Energie zur Verfügung haben. Bei chronischem Stress läuft der Körper ständig auf Hochtouren. Er schüttet zuviel Energie aus, wie ein Autofahrer, der mit seinem Kleinwagen 170 km/h fährt. Der Körper beginnt zu verschleißen, langsam und stetig. Dabei verkümmert unser Beruhigungssystem im Körper, es wird sozusagen ständig übergangen, bis es sich nicht mehr meldet. Der Burnout-Prozess beginnt, die Beschwerden beginnen schleichend (siehe Blutdruck).

Der Körper – eine Hochleistungsmaschine

Im Laufe eines Tages erhalten wir ununterbrochen Reize, auf die wir reagieren müssen oder wollen. Im Notfall mobilisiert unser Körper in Sekunden eine ungeheure Energie, um uns Möglichkeiten zur Reaktion zu geben, um unser Leben zu verteidigen – wir entscheiden uns dann für Kampf oder Flucht. Das Zusammenspiel der einzelnen Systeme im Organismus ist beeindruckend, wie Abb. 9 zeigt.

Jeder eintreffende Reiz (Alarmreaktion) bringt uns aus der Homöostase. Der Organismus antwortet mit Bereitstellung der nötigen Energie, um das Gleichgewicht wiederherzustellen, Nervensystem, Hormonsystem und Immunsystem sind daran beteiligt. Er mobilisiert seine Reserven (Phase des Widerstandes). Dauert die Belastung allerdings zu lange, kommt es zur Erschöpfung. Der Körper ist nicht mehr in der Lage, den hohen Energiebedarf zu decken, die Burnoutspirale beginnt. Diese zeichnet sich durch zahlreiche kleinere und größere Beschwerden ab.

Stufen des Burnout

Stufe 1: Belastung durch Stress
- fallweise Gereiztheit
- gelegentliche Ängste
- Bruxismus (Zähneknirschen)

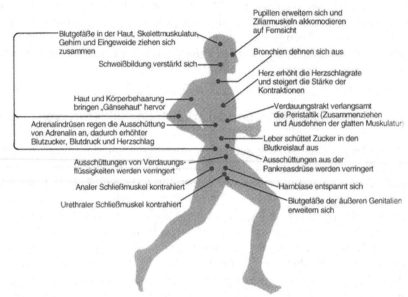

Abb. 9. Stress und die Reaktionen des Körpers (aus Zimbardo und Gerrig (2004) Wiedergabe mit freundlicher Genehmigung von Pearson Education)

- anhaltende Müdigkeit am Morgen
- Vergesslichkeit/Konzentrationsverlust
- fallweise Kopfschmerzen
- Verspannungen

Stufe 2: Widerstand
- häufig reizbar, griesgrämig, besorgt, ängstlich
- Blutdruckanstieg
- unrhythmischer Herzschlag (Extrasystolen)
- vermehrte psychosomatische Beschwerden
- Panikattacken
- Psoriasis oder Ekzeme
- vermindertes sexuelles Verlangen
- Schlaflosigkeit oder Durchschlafstörungen
- sozialer Rückzug
- ärgerliche oder zynische Haltung
- gesteigerter Alkohol-/Zigaretten-/Drogenkonsum
- vermehrter Genuss von Kaffee, Tee, Cola
- Gefühl der Apathie, der Desillusion

Stufe 3: Burnout
- chronische Traurigkeit/Depression
- chronische Magen-, Darmprobleme

- chronische geistige Erschöpfung
- chronische körperliche Müdigkeit
- chronische Kopfschmerzen
- Wunsch „auszusteigen"/aufzugeben
- Druckgefühle in der Brust, Atemnot
- vermehrter unrhythmischer Herzschlag (Extrasystolen)
- totaler Libidoverlust
- Selbstmordgedanken
- völliger körperlicher, psychischer und seelischer Zusammenbruch
  (ergänzt nach Prof. Dr. Wesley Sime – persönliche Unterlagen)

Bluthochdruck ist eine chronische Regulationsstörung des sympathischen und parasympathischen Systems (siehe Entstehung der Hypertonie). Das Herz-Kreislauf-System zeigt seine Überlastung durch die veränderten Druckverhältnisse an. Es befindet sich in einer Erschöpfungsphase und es ist unklar, wann es zusammenbricht. Um dem vorzubeugen, braucht der Patient Einsicht und Strategien zur aktiven Regeneration.

Wer Früchte am Baum sehen will, muss sich um die Wurzeln kümmern, heißt es jetzt, deshalb lauten die einzelnen Therapieschritte:
1. Baseline und Stress- und Regenerationstest
2. Atemtraining
3. Muskelentspannung und Muskelwahrnehmung
4. Handerwärmungstraining
5. RSA-Training (Respiratorische Sinusarrhythmie) und HRV-Training (Herzratenvariabilitätstraining)

Modul 1: Baseline und Stress-Regenerationstest
Baseline

Der erste Kontakt des Patienten/Klienten mit der Technik des Biofeedback ist die Baselinemessung. Hier gilt es, die Neugier und das Verständnis für die Therapie zu wecken. Eine gute Baseline liefert aber auch dem Therapeuten wichtige Informationen über die Befindlichkeit. Nehmen Sie sich dafür ausreichend Zeit, beobachten Sie die einzelnen gemessenen Parameter genau, machen Sie sich Notizen, fragen Sie nach verschiedenen am heutigen Tag eingenommenen Medikamenten – sie könnten das Bild verzerren. (Bei einer sehr hohen Muskelspannung, falls Sie diese bereits in der Baseline ableiten, kann zum Beispiel auch eine zu intensive Sportausübung verantwortlich sein.) Scheinen Ihnen die beiden Hautleitwerte zu hoch, dann lassen Sie bitte die Hände gründlich waschen und abtrocknen.

Es ist für uns Therapeuten sehr wichtig, den Patienten während der Messungen genau zu beobachten. Welchen Eindruck vermittelt er: angespannt, ängstlich, wie ist sein Atemmuster, wirkt er gelangweilt oder müde?

Klären Sie den Patienten genau über die einzelnen Schritte des Trainings auf, auch über die physiologischen Hintergründe, in welchen Bereichen er Selbstregulation lernen kann und welche Möglichkeiten er hat, auf seinen Blutdruck einzuwirken, wie zum Beispiel:

- auf eine Medikamenteneinnahme verzichten zu können
- eine bessere Compliance mit den Medikamenten zu erzeugen
- einen stark schwankenden Blutdruck zu stabilisieren
- den Vagus zu stärken, einem Herzanfall und/oder Herzinfarkt vorzubeugen
- die Stresstoleranz des Organismus zu erhöhen
- das erhöhte Betriebstempo zu normalisieren und den chronischen Verschleiß an Lebensenergie einzustellen
- Gesundheit und Vitalität zu erhalten

Stress- und Regenerationstest

Nach der Baseline und Überprüfung, ob die angelegten Sensoren auch wirklich gute Messergebnisse liefern, wird der passive Stress- und Reaktionstest durchgeführt (siehe Kapitel Diagnostik).

Dabei ist mir sehr wichtig
- die einzelnen Daten mit den Werten der Baseline zu vergleichen (viele Patienten werden nach der Baseline ruhiger und die Beginnwerte sind beim Stress- und Regenerationstest niedriger – hohe Erwartungsspannung vor der ersten Therapiesitzung, etc.)
- die Veränderung der Werte während der Antizipationsphase (wenn der Stressreiz angekündigt wird, aber nichts passiert)
- die Veränderung der Werte während der Erholungsphase (wie sehr bleibt der Patient in einer Erregung hängen)

Diese Daten bespreche ich mit dem Patienten und versuche, eine Beziehung zu seinem beruflichen und/oder privaten Leben herzustellen, wie z. B. bei einem Anstieg des Hautleitwertes in der Antizipationsphase ... *könnte es vielleicht sein, dass Sie bereits am Sonntag Abend über Ihre Bürotätigkeit am Montag grübeln ...*, oder *... könnte es sein, dass sie in der Nacht aufwachen und an noch nicht erledigte oder noch zu erledigende Arbeiten denken ...*, oder *... könnte es sein, dass Sie sich im Vorfeld zu große Gedanken machen, was denn wäre, wenn dies oder das schlecht ausgehen würde ..., ... wie geht es Ihnen in der Firma, wenn sie eine Person (Chef) sehen, die Sie nicht mögen, ... oder einem Golfspieler; ... beachten Sie bitte Ihren Hautleitwert (mentale Anspannung: Kopf ist nicht frei) und Ihre Muskelspannung (kein Durchschwingen möglich) ... wenn Sie sich auf dem Rasen ärgern oder mental angespannt sind, dann wirkt sich das negativ auf Ihren Schlag aus ...* und Ähnliches mehr. Denken Sie an das Beispiel des Mannes mit den 3 Bypässen, der sich ununterbrochen Sorgen machte, was wäre, wenn auf der Bohrinsel ein Brand ausbräche ...

Mit dem Stress- und Reaktionstest gelingt es, den Patienten – wie es in der Therapie so schön heißt – dort abzuholen, wo er gerade steht.

Bitte vergessen Sie nicht, den Patienten nach seinen Medikamenten zu fragen!
Medikamente (auch Homöopathika) gegen den Blutdruck, Antidepressiva oder Ähn-
liches können die Herzrate, den Hautleitwert, die Pulsamplitude, Muskelspannung
verändern!

Die meisten Patienten sind erstaunt, wenn sie am Bildsschirm erkennen können,
wie sichtbar eine Energiebereitstellung ist. Sie lernen zu verstehen, dass psychische
und körperliche Anspannung eine Mehrarbeit für den Organismus bedeutet und
eine normale Entspannung wie lesen, fernsehen, faul sein nicht ausreicht, um den
Körper und speziell das Herz-Kreislauf-System zu regenerieren.

Die mitgelieferten Kennzahlen SDNN/SDRR (die neuesten Biofeedbackgeräte wie Nexus® oder Infiniti® haben in ihrer neuen Software bereits die für die
Kennzahlen notwendigen Statistiken) bieten einen weiteren Schritt, den gesund-
heitlichen Nutzen des Trainings und die Möglichkeiten der Selbstregulation zu
erklären und darzustellen.

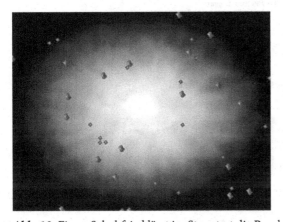

Abb. 10. Firma Schuhfried lässt im Stresstest die Bombe platzen

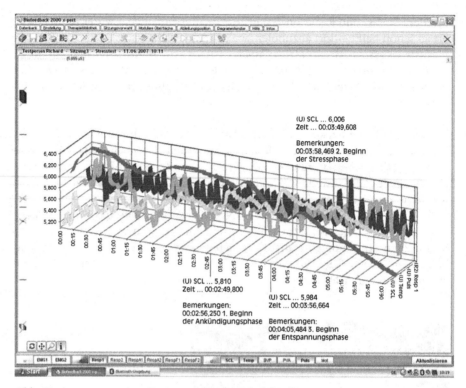

Abb. 11. Auswertung eines Stresstests (Firma Schuhfried)

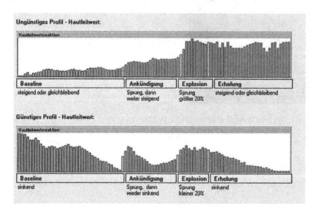

Abb. 12. Spezielle Auswertung eines günstigen und ungünstigen Verlaufs des Hautleitwertes im Stresstest (Firma Schuhfried)

Modul 2: Atemtraining

Der erste Trainingsschritt ist die Regulation der Atmung, als Tor zum autonomen Nervensystem. Erhöht sich der Blutdruck konstant, reduziert der Körper die Vagusbremse als Antwort auf einen erhöhten Energiebedarf – es kommt zum *chronischen Verschleiß*. Ein gekipptes Atemmuster (Hyperventilation und/oder vermehrtes Atemanhalten, flaches Atmen – oft bei intensiver Computerarbeit bemerkbar) erhöht die Energieausschüttung.

Die Patienten sollen wieder zurück zu einer ruhigen Zwerchfellatmung geführt werden. (Bei geriatrischen Patienten ist dies meist nicht mehr möglich; in diesem Fall trainieren Sie eine ruhige gleichmäßige Atmung/Brustatmung.)

Die einzelnen Schritte sind:
- Atemsystem erklären
- Funktion des Zwerchfells
- Einatmen Sympathikus – Ausatmen Parasympathikus; Funktion des Vagus
- Atmung und Barorezeptorschleife
- Hilfen für das Bauchatmen geben
  - beim Einatmen den Atem in den Bauch hinunterrutschen lassen. Wenn es nicht gelingt, dann mit den Händen weit oben am Türstock festhalten lassen; ist der Brustkorb fixiert, kommt es automatisch zu einer Bauchatmung. Oder beim Einatmen die Füße/Zehenspitzen anziehen und beim Ausatmen wieder zurückführen oder ähnliche Übungen
  - Einatmen durch die Nase – Ausatmen durch den Mund (Lippenbremse), ohne Grimassen zu schneiden, bei lockerer und entspannter Haltung des Kiefers
  - Ausatemperiode langsam verlängern, auf einen kurzen natürlichen Stopp nach dem Ein- und Ausatmen achten
  - Die Aufmerksamkeit nur auf die Ausatmung lenken

→ Hausaufgaben

Ein wesentlicher Bestandteil für den Therapieerfolg ist die tägliche Auseinandersetzung mit dem Veränderungsprozess. Wahrnehmungsübungen und Trainingseinheiten laut Therapiefortschritt sind deshalb ein MUSS. Mein Augenmerk liegt auch immer darauf, jede einzelne Übung in die Alltagstätigkeit zu integrieren, vom ersten Augenblick an. Nach dieser Sitzung werden die Patienten angehalten, sofort ihre Atmung zu beobachten, wie gehen sie zu ihrem Auto oder Bus, wie atmen sie beim Gehen oder beim Sport, beim Abendessen, beim Fernsehen usw.

Die Patienten erhalten:
- ein Informationsblatt Atmung (s. S. 54)
- eine Vorlage Logbuch/Herz (s. S. 55)

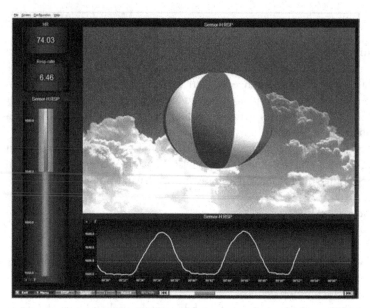

Abb. 13. Trainingsschirm der Firma Mind Media, Nexus©. Beim Einatmen wird der Ball
größer, beim Ausatmen schrumpft er wieder

→ Übung 1

⊚ *Wahrnehmungsübungen:* Was macht mein Atem: Der Patient bekommt den
  Auftrag, sein Atemmuster zu beobachten (siehe Trainingblatt Atmung)
⊚ *Atemübungen:* Der Patient soll sooft wie möglich versuchen, auf eine ruhige
  Atmung (Bauchatmung/Zwerchfellatmung) umzuschalten. Wenn es nicht zu
  anstrengend ist, dann einmal pro Tag 10 bis 15 Minuten (Ziel 30 Minuten Regeneration pro Tag) Atemtraining. Die Atemumstellung ist sehr wichtig. Patient
  und Therapeut sollten sich hier Zeit lassen. Wenn das Loslassen gelernt ist, das
  Atemmuster ruhiger wird, der Patient hier die erste Hürde geschafft hat, dann
  ist der Therapieprozess im Gang. (Viele Personen haben große Schwierigkeiten
  loszulassen, die Atemblockaden aufzugeben – nehmen Sie sich ausreichend
  Zeit dafür!) Es ist sehr schwer, von 25 oder 30 Atemzügen auf 6 pro Minute zu
  reduzieren. Für ein effizientes Herzratenvariabilitätstraining ist diese Frequenz
  aber notwendig.

Besprechen Sie mit dem Patienten, wo überall geübt werden kann, finden Sie mit
ihm Zeitgeschenke heraus, wie z.B.: jede rote Ampel oder in der U-Bahn, Bus,
Flugzeug, an der Supermarktkasse (eine lange Schlange ist ein schönes Zeitge-
schenk!), im Stau, in der Pause, auf der Parkbank … es lassen sich immer genügend Möglichkeiten finden.

Die Rückkehr zu einer *normalen* Atmung ist für viele Patienten sehr schwer. Die
Angst vor Kontrollverlust kann das Loslassen blockieren und sogar zu Panikanfällen
führen. Es ist deshalb wichtig, sich dafür genügend Zeit und Ruhe zu nehmen.

Das Ziel ist, wieder auf eine gesunde Zwerchfellatmung umzustellen. Wir wurden ja damit geboren, also ist ein Zurück jederzeit möglich.

⊚ *Visualisierungsübung:* Die Reise zur Insel der Ruhe und Stille (s. S. 56)

Viele Patienten berichten über Schwierigkeiten, sich innerlich auf die Atmung konzentrieren zu können, ihre Gedanken würden sie ständig ablenken, oder sie schlafen sofort ein.

Ich versuche den Patienten zu erklären, dass ihr Körper im Moment keine Leerlaufstellung kennt, sondern zwischen Aktion und Schlaf hin- und herschaltet. Diese innerliche Ruhe und bewusstes Abschalten wird jetzt Schritt für Schritt erarbeitet. Sehr hilfreich ist es, sich ein Ruhebild zu visualisieren, einen Ort der Stille, in dem ein ruhiger Atemrhythmus integriert ist, wie zum Beispiel:

Eine Hängematte am Meeresstrand: Hier kann man sich ent-spannen und gleichzeitig das sanfte Schaukeln in den Atemrhythmus integrieren (oder umgekehrt); auch die Vorstellung von Meereswellen kann beim ruhigen Atmen helfen.

Visualisierungsübungen helfen den Kopf bei der Sache zu halten, damit er nicht ins Grübeln, Planen und Arbeiten zurückfällt.

Wenn sich die Gedanken nicht abschalten lassen, hilft vielleicht folgendes Bild als Einstieg:

Stellen Sie sich vor, Ihre Gedanken sitzen in einer Wolke über Ihrem Kopf. Betrachten Sie die Wolke und dann blasen Sie sie einfach weg, schicken Sie sie auf Wanderschaft!

Oder
Stellen Sie sich vor, Ihre Gedanken sitzen in einer Seifenblase über Ihrem Kopf. Lassen Sie sie einfach zerplatzen.

⊚ Aufzeichnungen von Blutdruckmessungen und Puls (siehe Logbuch/Herz)

Informationsblatt Atmung

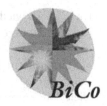

Atmung ist Leben und folgt einem Urrhythmus. In unserer hektischen Zeit kann es vorkommen, dass wir diesen Rhythmus verlieren. Meistens ist Hyperventilation die Folge, das heißt, die Atmung wird zu schnell, zu oberflächlich, zu flach (Brustatmung statt tiefer Zwerchfellatmung). Das muss nicht so sein!
Einatmen bedeutet immer *Aktivierung* und *Ausatmen Deaktivierung und Beruhigung.* Wir steuern über unsere *Atmung den Energieeinsatz des Körpers.* Verändert sich das Atemmuster chronisch, dann kippt dieser Gleichklang. Der Körper läuft auf einem zu hohen Aktivierungsniveau und verlernt ganz langsam, auf komplette Ruhe, auf Leerlauf umzuschalten. Dabei verliert der ganze Organismus zu viel Energie, die eigenen Ressourcen werden langsam immer weniger und der Körper unterliegt einem *Verschleißprozess:* Stressbezogene Beschwerden stellen sich ein, wie z. B. Kopfschmerzen, Hals-, Nacken,- Schulterverspannungen, Bluthochdruck, Magen- und Darmbeschwerden (Reizdarm), Schlafstörungen, nächtliches Grübeln u. v. a.

Loslassen – Entspannung – Regeneration
Die Atmung ist das *Tor zum autonomen Nervensystem* und zu einem effizienten *Energiemanagement.*

Wie viele Atemzüge brauchen Sie in der Minute?
- bei einer leichten Tätigkeit zwischen 12 und 18 Atemzüge
- in der Entspannung zwischen 8 und 12 Atemzüge
- in der Regenerationsphase (Herzratenvariabilitätstraining, spezielles Herz-Kreislauf-Training) ungefähr 6 Atemzüge. Dabei wird das parasympathische System (Beruhigungssystem) des Körpers gestärkt, der Puls schwingt im Gleichklang mit dem Atemrhythmus. Er wird beim Einatmen schneller und beim Ausatmen langsamer. Je höher diese Amplitude (Wellenform), desto gesünder und stressresistenter der Organismus.

Startübung:
Bitte nehmen Sie sich ein paar Minuten am Tag Zeit für Ihre Körperwahrnehmung
Bitte beobachten Sie Ihre Atmung während verschiedener Tätigkeiten des beruflichen und privaten Alltages, wie z. B.: in Meetings, in belastenden oder stressigen Situationen, bei der Arbeit (Computer), im Umgang mit anderen Personen, auf Geschäftsreisen, beim Autofahren, in der U-Bahn, in der Familie, bei der Hausarbeit …
Mir fällt auf, dass _____

_____

Mir fällt auf, dass ich hektisch atme/die Luft anhalte bei _____

_____

Institut BiCo
Biofeedback & Stresstherapie & Coaching;
www.stress-therapiezentrum.at
0043-676-704 76 68

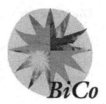

Name:		LOGBUCH/Herz		Medikamente:	
Datum	**Uhrzeit**	**Blutdruck**		**Puls**	**Belastende Ereignisse, Stress**
		Oberer Wert	Unterer Wert		

Bitte messen Sie Ihren Blutdruck nach einer **Ruhephase** – 4 Minuten ruhig sitzen oder liegen, dann messen!

Die Reise zur Insel der Ruhe und Stille

Erlaube dir ein paar Minuten Ruhe und Erholung vom Alltag. Mach es dir, so gut es geht, auf deinem Sessel bequem und beginne mit deiner Auszeit.

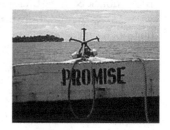

Erlaube deinen Augenlidern, sich zu schließen und dich aus der Hektik des Alltags wegzuschalten. Lass Deinen Blick nach innen wandern, hinabgleiten in die Welt der Ruhe und Stille.

Deine Aufmerksamkeit liegt dabei auf deinem Atem,
du atmest ein und lässt die warme Luft langsam zwischen deinen Lippen herausströmen …
Ein … und … aus …
Es atmet dich … erlaube es … ein … und … aus …
Mit jedem Ausatmen wirst du ruhiger und ent-spannter …
ein … und … aus … genieße es …
spüre, wie sich dein Körper im Atemrhythmus bewegt …
Dein Weg führt dich nach innen … ein … und … aus … durch ein Tor … ein und aus …
Und vor dir liegt das Unmögliche … ein und aus … deine Insel der Ruhe und Stille …
Vielleicht ist sie noch in der Ferne, nur schattenhaft erkennbar … oder schon ganz klar vor deinen Augen …
Sie ist hell, freundlich und strahlt eine herrliche Ruhe aus …
Mit jedem Ausatmen kannst du ihr ein Stückchen näher kommen … ein … und … aus
Bei jedem Ausatmen fließt eine sanfte Welle des Loslassens, der tiefen Zufriedenheit durch deinen Körper … du bist der Ruhe schon so nah …

Vielleicht kannst du schon die sanfte Meeresbrise und das Schaukeln der Wellen spüren …
Ein … und … aus …, vielleicht auch schon etwas auf der Insel erkennen, Dinge, die du magst, wie zum Beispiel … die Farbenpracht der Insel, der Blumen und Gräser …
den alten Schaukelstuhl oder deine Hängematte, Dinge, die dich angenehm berühren, dir Kraft und Sicherheit geben …

… alles schwingt mit dir in deinem Atemrhythmus … ein … und … aus …
es könnte sein, dass du den herrlichen Duft der Blumen oder anderer Gerüche aufnehmen kannst, die an dich herangetragen werden …

Ist es nicht ein herrliches Gefühl, sich darin versinken zu lassen? …
Vielleicht schmeckst du ja auch etwas? …

Mit jedem Atemzug erlaubst du dir, tiefer und tiefer in diesen Ort einzutauchen und seine Ruhe und Pracht zu genießen …
Du selbst bestimmst, wie lange du hier Urlaub machen möchtest … wie lange du dieses Gefühl des sanften Schaukelns mit deinem Atem … hin und her … ein … und … aus … genießen möchtest …

Nimm dir genug Zeit …
wenn du das Gefühl hast, ausreichend gestärkt zu sein, atme die Energie dieses Ortes tief in dich ein und nimm sie mit hierher, in deinen Alltag …
Sie gibt dir Gelassenheit und Zufriedenheit …

Nimm dir auch Zeit für den Weg zurück … und wenn du wieder angekommen bist, dann öffne die Augen … und kehre zu deinem Tagwerk zurück …

Diese Reise ist eine Anregung für all jene, die das Meer lieben! Wiederholen Sie passende Sätze zur Verstärkung mehrmals.

Kreieren Sie mit Ihren Patienten eine eigene Geschichte. Integrieren Sie dabei den Atemrhythmus oder eine Muskelentspannung – oder beides, je nachdem, was dem Patienten guttut.

Modul 3: Muskelentspannung und Muskelwahrnehmung

Im zweiten Trainingsschritt beschäftigen wir uns mit der Körperwahrnehmung. Dabei sollen die Patienten lernen, verschiedene Spannungszustände in ihrem Körper möglichst frühzeitig wahrzunehmen. Für viele ist das der schwierigste Teil im Trainingsprogramm, weil die Verbindung Körper–Geist schon lange nicht mehr in Balance ist. Sportbegeisterte Personen haben es leichter und ein besseres Gefühl für Anspannung und Loslassen der Muskeln.

In der Trainingssitzung wird das Abkoppeln der Muskelspannung von der Atmung gelernt.

In schwierigen und/oder belastenden Situationen oder aber auch bei intensiver Arbeit mit dem PC wird die Muskulatur angespannt und zusätzlich noch die Luft angehalten bzw. hyperventiliert oder flach geatmet.

In dieser Trainingssequenz sollen die Patienten lernen, ihre Muskeln wieder zu spüren, um einer chronischen Ver-/Anspannung (siehe auch Dysponesis) entgegenwirken zu können. (Auch ein Massageeffekt ist dann länger gegeben, wenn die Patienten nicht gleich nach einer Behandlung wieder in ihr altes Spannungsmuster zurückfallen.)

Chronische Spannung bedeutet höhere Energieproduktion – und es gilt im Trainingsprozess zu lernen, nur *so viel Energie einzusetzen, wie auch tatsächlich für eine Leistung/Aufgabe benötigt wird* und nicht mehr. Der Patient soll wieder lernen zu spüren, was für seinen Organismus gut ist, wie hoch sein Aktivierungsniveau ist – zu wenig, zu viel oder gerade passend.

Im Muskelwahrnehmungstraining sollen sich die Patienten mit einzelnen Spannungsschwellen auseinandersetzen, wie der folgende Trainingsbildschirm zeigt:

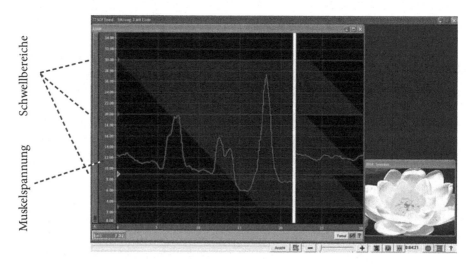

Abb. 16. Trainingsbildschirm der Fa. Insight Instruments

Je nachdem, welche Schwelle erreicht wird, erscheinen auf dem Bildschirm 1, 2 oder 3 Seerosen. In diesem Fall wird mit 1 Sensor auf dem Trapezius abgeleitet.

Die Übungsanleitung lautet: *Ziehen Sie bitte beide Schultern hoch, bis 1 (2 oder 3) Seerosen sichtbar werden. Halten Sie die Spannung und versuchen Sie dabei, ruhig und tief zu atmen, wie bei den Atemübungen. Nach 3 Atemzügen lassen Sie die Spannung los.*

Weitere Trainingsbildschirme zeigen Abb. 17, 18, 19.

Das Ziel ist, die Atmung von der Muskelspannung abzukoppeln. Es ist nicht notwendig, jedes Mal die Atmung zu blockieren, wenn die Muskeln angespannt werden. Beim Loslassen soll der grüne Graph ohne Zögern in die Ausgangsposition oder darunter fallen. Wird die Bewegung zu sehr vom Kopf gesteuert, dann fällt die Linie nur zögernd ab.

Den Körper einfach *tun* zu lassen, fällt vielen Patienten sehr schwer. Der *Let-it-Go* Effekt ist aber ein wesentlicher Bestandteil jedes Trainings, denn solange der Körper aktiviert ist, wird Energie produziert, ist kein Leerlauf und keine Regeneration möglich.

Die Patienten erhalten
- Ein Informationsblatt Muskelspannung (s. S. 62)
- Das Logbuch Herz wird weitergeführt

→ Übung 2

- Wahrnehmungsübungen: Wann spanne ich meine Muskeln an? Wie hoch ist meine Spannung im Nacken, in den Schultern? (siehe Trainingblatt Muskelspannung)
- Besprechen Sie mit dem Patienten mögliche belastende Situationen. Besonders der Kopf-, Schulter- und Halsbereich reagiert sehr sensibel auf Spannungen. Bei Konzentration werden oft die Muskeln um die Augen, Nase und Stirn zusammengekniffen. Manchmal lässt sich die Spannung von den zusammengekniffenen Augen über Stirn und Kopfhaut sichtbar bis in den Nacken verfolgen. Spannungsschmerzen sind die Folge davon. Bei meinen männlichen Patienten achte ich auch immer auf die Spannung der Oberschenkel und im Beckenbereich. Wer sich in Kampfstimmung befindet, ist oft auch auf dem *Sprung* – sichtbar in einem verspannten Lendenwirbelbereich und verkrampften Oberschenkeln. Ängstliche Personen tragen eine fast rigide Körperhaltung zur Schau, der Oberköper ist leicht vorgebeugt und wirkt starr.
- Nicht zu vergessen ist auch ein zusammengepresster Mund – er könnte den Biss im Leben darstellen, oder das *Wir beißen uns schon durch!* Bruxismus (nächtliches Zähneknirschen) ist sehr weit verbreitet, dabei wird verstärkt Spannung im Musculus Masseter gehalten.
- Für alle PC-Worker gilt: Achten Sie auf die Spannung Ihres Unter- und Oberarms, wenn Sie vor dem Computer sitzen, mit der Maus in der Hand. Der *Klick-Finger* wird in ständiger Bereitschaft gehalten, der Unterarm in chronischer Spannung (Carpaltunnelsyndrom – Einengung des Nervus medianus

EMG 1   EMG 2

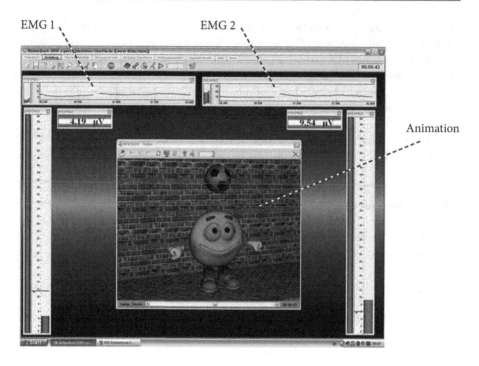

Animation

Abb. 17. Trainingsbildschirm der Firma Schuhfried. Abgeleitet wird mit 2 Sensoren, trainiert werden 2 verschiedenen Muskelgruppen

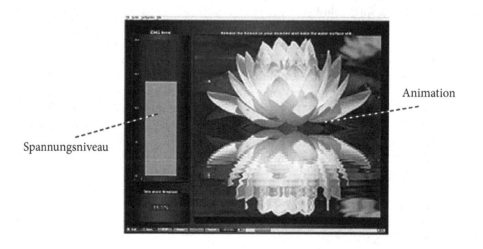

Animation

Spannungsniveau

Abb. 18. Trainingsbildschirm der Firma Mind Media. Bei Entspannung öffnet sich die Seerose. Die Ableitung erfolgt mit 1 Sensor, trainiert wird allgemeine Entspannung

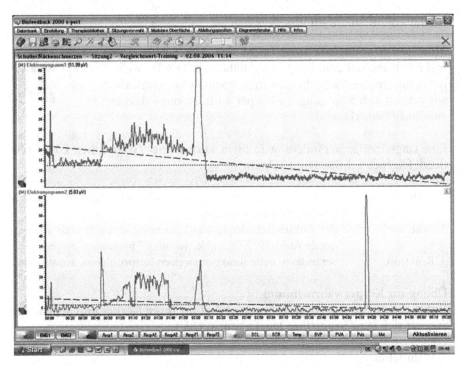

Abb. 19. Trainingsbildschirm der Firma Schuhfried. Vergleichswerttraining 2 EMG-Sensoren

im sog. Carpaltunnel durch Überanstrengung, Schwellungen und Schmerzen sind die Folge davon).

⊚ Beobachten sie Ihren Patienten und stimmen Sie ein weiteres EMG-Training auf seine Bedürfnisse ab. Trainieren Sie mit verschiedenen Muskelgruppen oder verwenden Sie mehrere Sensoren.

Informationsblatt Spannung abbauen

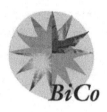

Muskelverspannungen müssen nicht sein. Der Schlüssel zu mehr Achtsamkeit dem Körper gegenüber ist die Selbstwahrnehmung. In der Biofeedbacksitzung konnten Sie erkennen, wie schnell sich Spannung im Körper aufbaut, ohne dass es von Ihnen bemerkt wird.

Eine längerfristige Veränderung zu mehr körperlicher Gelassenheit können Sie durch folgende Schritte herbeiführen:

1. Wahrnehmen,   wie sich der Körper/die Muskulatur bei welcher Tätigkeit/in welcher Situation verhält
2. Erkennen   der Zusammenhänge; was Spannung erzeugt; eine anstrengende Aufgabe, Zeitdruck, negative Emotionen, Ärger, …
3. Reaktion   verändern, neue Reaktionsweisen ausprobieren, ausatmen …

Übung zur Körperwahrnehmung
Bitte nehmen Sie sich ein paar Minuten Zeit für Ihren Körper und beobachten Sie, wie sich Ihr Körper/Ihre Muskulatur verhält

1. Wahrnehmen:
⦿ Bei der Computerarbeit, im beruflichen Alltag, in Stresssituationen, bei belastenden Ereignissen …

Ich beobachte, dass sich meine Haltung/meine Muskelspannung in bestimmten Situationen (z.B. in einem Meeting, Telefonat, Besprechungen, Vorträgen, Präsentationen, im Umgang mit anderen Personen, im Stau, bei der roten Ampel, beim Grübeln, bei emotionalen Themen, beim Sport, an der Supermarktkassa …) verändert:

_____

2. Erkennen der Auslöser:
Der innere Auslöser meiner Spannung könnte sein (z.B. Perfektion, Angst vor Versagen, Gedankenspirale, Jobverlust, Ärger, Empörung, Trauer …)

_____

3. Reaktion – Veränderung:
Ich habe folgende Technik, Strategie, Kurzübung angewandt

_____

Institut BiCo
Biofeedback & Stresstherapie & Coaching;
www.stress-therapiezentrum.at
0043-676-704 76 68

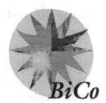

Trainingsprogramm zum Loslassen und Wohlfühlen
Erlaube dir ein paar Minuten Ruhe und Erholung vom Alltag. Mach es dir, so gut
es geht, auf deinem Sessel bequem und beginne mit deiner Auszeit. Wenn es möglich ist, dann ziehe deine Schuhe aus und stelle deine Füße flach auf den Boden.

Erlaube deinen Augenlidern, sich zu schließen und dich aus der Hektik des Alltags
wegzuschalten. Lass Deinen Blick nach innen wandern, hinabgleiten in die Welt
der Ruhe und Stille.

Deine Aufmerksamkeit liegt dabei auf deinem Atem, du atmest ein und lässt die
warme Luft langsam zwischen deinen Lippen herausströmen …
    Ein … und … aus …
    Es atmet dich … erlaube es … ein … und … aus …
    Mit jedem Ausatmen wirst du ruhiger und ent-spannter …
    spüre, wie sich dein Körper im Atemrhythmus bewegt …
    ein … und … aus … genieße es …

Ferse links
Stemme nun deine linke Ferse fest in den Boden, so fest du kannst. Achte darauf,
dass nur deine linke Ferse Spannung aufbaut und nur die Muskeln, die du dazu
benötigst. Atme dabei ganz ruhig und tief weiter … ein und aus … halte die Spannung noch ein bisschen … atme dabei ein und aus …
    Mit dem nächsten Ausatmen lässt du die Spannung los … legst den Span-
nungsschalter um …
    Atme noch einmal bewusst aus und fühle, wie deine Spannung entweicht …

Gönne dir eine Minute Pause, atme dabei tief und ruhig aus … und lass deine
Gedanken davonfliegen …
    Dann mach die Übung noch einmal …
    Stemme deine linke Ferse noch einmal fest in den Boden, so fest du kannst.
Achte wieder darauf, dass nur deine linke Ferse Spannung aufbaut und nur die
Muskeln, die du dazu benötigst. Atme dabei ganz ruhig und tief weiter … ein und
aus … halte die Spannung noch ein bisschen … atme dabei ein und aus …
    Mit dem nächsten Ausatmen lässt du die Spannung los … legst den Span-
nungsschalter um …
    Atme noch einmal bewusst aus und fühle, wie deine Spannung entweicht …
lass sie gehen …

Gönne dir wieder eine Minute Pause und spüre, wie sich deine Muskulatur lockert ...

Atme ruhig und gleichmäßig ... erlaube deinem Körper, sich bei jedem Ausatmen ein wenig mehr zu lockern ...

Ferse rechts

Stemme nun deine rechte Ferse fest in den Boden, so fest du kannst. Achte darauf, dass nur deine rechte Ferse Spannung aufbaut und nur die Muskeln, die du dazu benötigst. Atme dabei ganz ruhig und tief weiter ... ein und aus ... halte die Spannung noch ein bisschen ... atme dabei ein und aus ...

Mit dem nächsten Ausatmen lässt du die Spannung los ... legst den Spannungsschalter um ...

Atme noch einmal bewusst aus und fühle, wie deine Spannung entweicht ...

Gönne dir eine Minute Pause, atme dabei tief und ruhig aus ... und lass deine Gedanken davonfliegen ...

Dann mach die Übung noch einmal ...

Stemme deine rechte Ferse noch einmal fest in den Boden, so fest du kannst. Achte wieder darauf, dass nur deine rechte Ferse Spannung aufbaut und nur die Muskeln, die du dazu benötigst. Atme dabei ganz ruhig und tief weiter ... ein und aus ... halt die Spannung noch ein bisschen ... atme dabei ein und aus ...

Mit dem nächsten Ausatmen lässt du die Spannung los ... legst den Spannungsschalter um ...

Atme noch einmal bewusst aus und fühle, wie deine Spannung entweicht ... lass sie gehen ...

Gönne dir wieder eine Minute Pause und spüre, wie sich deine Muskulatur lockert ...

Atme ruhig und gleichmäßig ... erlaube deinem Körper, sich bei jedem Ausatmen ein wenig mehr zu lockern ...

Schultern

Ziehe jetzt deine Schultern so hoch du kannst zum Ohr. Spüre die Anspannung ... halte die Spannung und atme ruhig und gleichmäßig ein und aus ..., halte die Spannung noch ein bisschen, und atme ein und aus ..., ein und aus ...

Mit dem nächsten Ausatmen lässt du sie los ... legst den Spannungsschalter um ... atme noch einmal bewusst aus und fühle, wie deine Spannung entweicht ... lass sie gehen ...

Gönne dir wieder eine Minute Pause und spüre, wie sich deine Muskulatur lockert ... vielleicht spürst du auch ein leises Kribbeln in den Schultern, oder Wärme ...

Atme ruhig und gleichmäßig weiter ... atme Energie ein und lass Ruhe und Gelassenheit beim Ausatmen in deinen Körper fließen ... ein und aus

Wiederhole jetzt die Übung noch einmal
Ziehe jetzt deine Schultern noch einmal so hoch du kannst bis zum Ohr. Spüre die Anspannung …

Halte die Spannung und atme ruhig und gleichmäßig ein und aus … halte die Spannung noch ein bisschen und atme ein und aus …, ein und aus …

Mit dem nächsten Ausatmen lässt du sie los … legst den Spannungsschalter um … atme noch einmal bewusst aus und fühle, wie deine Spannung entweicht … lass sie gehen …

Stirn und Faust
Spanne jetzt deine Stirn fest an und mach eine Faust … achte darauf, nur die betreffenden Muskeln anzuspannen … halte die Spannung wieder 2 bis 3 Atemzüge lang … atme dabei ruhig und gleichmäßig ein und aus … ein und aus … wenn du möchtest, dann lass beim nächsten Ausatmen die Spannung los … atme aus und versuche, den ganzen Oberkörper zu entspannen …

Genieße die Ruhe und die Gelassenheit, die beim Ausatmen deinen Körper durchströmt …

Wiederhole die Übung noch einmal. Spanne jetzt deine Stirn fest an und mach eine Faust … halte die Spannung wieder 2 bis 3 Atemzüge lang … atme dabei ruhig und gleichmäßig ein und aus … ein und aus … wenn du möchtest, dann lass beim nächsten Ausatmen die Spannung los … atme aus und versuche, den ganzen Oberkörper zu entspannen …

Genieße die Ruhe und die Gelassenheit, die beim Ausatmen deinen Körper durchströmt …

Erlaube dir noch ein paar Minuten, deine Aufmerksamkeit auf deinen Atemrhythmus zu lenken … ein und aus …

Atme Energie ein und verteile Ruhe und Gelassenheit beim Ausatmen …

Wann immer du möchtest, öffnest du deine Augen und kehrst zu deinem Alltag zurück.

Übung für das Badezimmer
Immer wenn du in den Spiegel schaust, siehst du den Menschen, der für dein Leben, dein Glück, deine Gesundheit verantwortlich ist, vor dir.

Lächle ihn freundlich an – er hat es verdient!

Ein kleines Lob tut gut
Von wem denn, wenn nicht von dir selbst?
Wann denn, wenn nicht jetzt?
Du kannst stolz sein auf dich.

Wenn du unzufrieden bist, dann ändere es –
Dein Leben liegt in deiner Hand.
Der erste Schritt beginnt bei dir.

Modul 4: Handerwärmungstraining

Das Handerwärmungstraining gehört zu den ältesten Entspannungsmethoden und ist relativ einfach messbar. Einfache Fingerthermometer sind schon fast überall erhältlich.

Für Patienten mit Bluthochdruck hat es eine besondere Bedeutung. Es verbessert die periphere Durchblutung und entspannt den gesamten Oberkörper. Blutdruckmittel haben fast immer eine vasodilatatorische Komponente dabei. Strebt der Patient eine Reduktion seiner Medikamente an, ist eine Erhöhung der durchschnittlichen Handtemperatur von mindestens 1 °C notwendig.

Zu berücksichtigen ist natürlich die aktuelle Raumtemperatur bzw. auch die Außentemperatur. Im Sommer bei 32 °C im Schatten ist es sehr schwer, ein Handerwärmungstraining durchzuführen.

Ist der Patient im Entspannungstraining schon fortgeschritten, dann werden auch die Trainingsbildschirme ein bisschen ansprechender, indem eine Schwelle vorgegeben wird, die erreicht werden soll. In diesem Fall eine bestimmte Fingertemperatur, wobei natürlich der Hautleitwert niedrig bleiben soll, die Atmung ruhig und so weiter. Der Patient kann dann erkennen, welche Fortschritte er bereits in der Selbstregulation gemacht hat.

Die Patienten erhalten:
- 1 Fingerthermometer (siehe Abb. 20)
- ein erweitertes Logbuch Herz (s. S. 69)

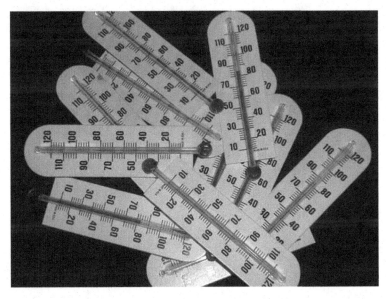

Abb. 20. Ich verwende diese kleinen Fingerthermometer. Sie sind einfach, sehr funktionell und nicht teuer

→ Übung 2

Atemübungen: Die Patienten werden angehalten, ab jetzt täglich ihre Atemübungen auf mindestens 20 bis 30 Minuten auszudehnen. Vor und nach jeder Übung werden Blutdruck und Puls gemessen und notiert. Besonderheiten des Tages sind ebenfalls zu erfassen.

Handerwärmungstraining: Ergänzt werden die Atemübungen durch Wärmeübungen. Hat der Patient bereits mit Visualisierungsübungen erfolgreich gearbeitet, dann ist es leichter, sich vorzustellen, beim Ausatmen Wärme, Energie oder Sonnenstrahlen bis in die Fingerspitzen fließen zu lassen. Erarbeiten Sie mit dem Patienten eine geeignete Visualisierungsstrategie.

MEIN LOGBUCH HERZ

NAME:

Medikamente:

Datum	Uhrzeit	Dauer in Minuten	Temperatur vorher nachher		Blutdruck vor dem Training			Blutdruck nach dem Training			Belastende Ereignisse, Stress
					oben	unten	Puls	oben	unten	Puls	

Achtung:
Bitte nehmen Sie Ihre Medikamente nach dem Training, wenn es möglich ist!

Bitte messen Sie Ihren Blutdruck nach einer **Ruhephase** – 4 Minuten ruhig sitzen, dann messen !

Institut BiCo
Biofeedback & Stresstherapie & Coaching;
www.stress-therapiezentrum.at 0043-676-704 76 68

Wärmeübung mit Farben

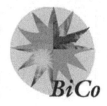

Erlaube dir ein paar Minuten Ruhe und Erholung vom Alltag.
Mach es dir, so gut es geht, auf deinem Sessel bequem und beginne mit deiner Auszeit.
Erlaube deinen Augenlidern, sich zu schließen und dich aus
der Hektik des Alltags wegzuschalten. Lass Deinen Blick nach
innen wandern, hinabgleiten in die Welt der Ruhe und Stille.

Deine Aufmerksamkeit liegt dabei auf deinem Atem, du atmest ein und lässt die
warme Luft langsam zwischen deinen Lippen herausströmen …
  Ein … und … aus …
  Es atmet dich … erlaube es … ein … und … aus …
  Mit jedem Ausatmen wirst du ruhiger und ent-spannter …
  ein … und … aus … genieße es …
  spüre, wie sich dein Körper im Atemrhythmus bewegt …
  Dein Weg führt dich nach innen … ein … und … aus …
  In die Körpermitte, eine Handbreit unter den Nabel …
  Lenke deine Aufmerksamkeit auf diesen Punkt und gib ihm deine Lieblings-
farbe …
  Ein und aus … beim jedem Ausatmen wird der Farbpunkt nun größer …
  Er breitet sich aus und füllt jeden Punkt, den er erreicht, mit einer wohligen
Wärme aus …
  Konzentriere dich auf deine Atmung … ein und langsam aus …
  Folge deiner Lieblingsfarbe mit deinen inneren Augen …
  Sie bringt Wärme und ein Gefühl des Entspanntseins mit …
  Ein … und … aus
  Langsam füllt sie deinen Bauchraum mit dieser besonderen Wärme …
  Ein und aus …
  Ein wohliges Gefühl der Ruhe erfüllt dich …
  Ein und aus …
  Sie erwärmt jetzt deine Schultern, und wenn du möchtest, dann lass deine
Lieblingsfarbe den Rücken hinunter fließen …
  In diesem besonderen Wärmefluss entspannt sich jeder Muskel …
  Ein und aus
  Beim nächsten Ausatmen erreicht deine Lieblingsfarbe deine Beine …
  Und strömt bis zu den Zehen …
  Wenn du möchtest, dann fließt sie nun das Schienbein hinauf bis zu deiner
Körpermitte unter dem Nabel …
  Du bist jetzt ganz eingehüllt in Wärme und Ruhe … genieße … spüre und
fühle die Wärme und Ruhe …
  Du fühlst dich sicher und geborgen …
Nimm dir einige Minuten Zeit, in diesem angenehmen Zustand zu verweilen …
  Entspanne dich … lass alles los … genieße es …

Wann immer du bereit bist, öffne die Augen und kehre zu deiner Tätigkeit zurück.

Modul 5: RSA-Training (Respiratorische Sinusarrhythmie) und HRV-Training (Herzratenvariabilitätstraining)

In diesem Modul wird die Kohärenz zwischen Atmung und Herzrate trainiert, dadurch wird der Patient langsam an das Herzratenvariabilitätstraining herangeführt. Im nächsten Schritt trainieren wir, an die Blutdruckregulatoren heranzukommen, das heißt, der Patient versucht bei einer Atmung von ungefähr 6 Atemzügen, die Kohärenz zu steigern, im Low-Frequency-Bereich einen Peak um die 0,1 Hz zu erreichen und die Variabilität der Herzschläge zwischen dem Ein- und Ausatmen zu erhöhen.

Als Hausübung wird die Eintragung in das Logbuch weitergeführt und täglich 30 Minuten Atem- und Regenerationstraining betrieben.

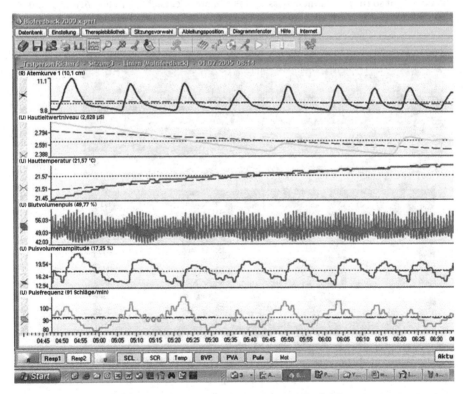

Abb. 21. RSA-Training – Trainingsbildschirm der Firma Schufried©

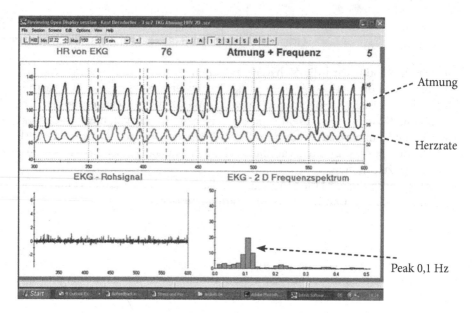

Abb. 22. In diesem Trainingsbildschirm RSA und 2D Powerspectrum (Infiniti©). Der Patient lernt so ruhig zu atmen, dass 1. eine Kohärenz entsteht zwischen Atmung und Herzrate und sich 2. ein Peak im Low-Frequency-Bereich um 0,1 Hz zeigt

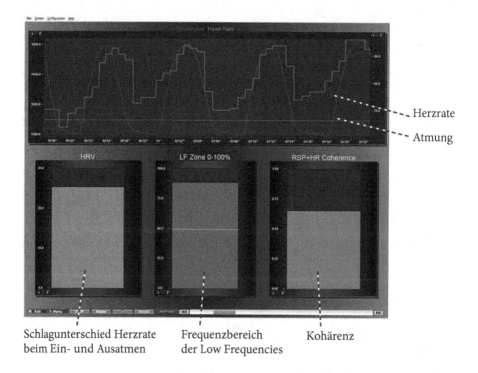

Abb. 23. Trainingsbildschirm Nexus © der Firma Mind Media. Das Trainingsziel ist, eine hohe Kohärenz und einen Peak der Low Frequencies bei 0,1 Hz anzustreben. Das gelingt bei ungefähr 6 Atemzügen pro Minute. Weiters soll der Schlagunterschied der Herzrate beim Ein- und Ausatmen größer werden

Messen Sie bitte immer so viele Parameter wie möglich mit. Der Patient soll ja aktive Regeneration lernen, das heißt loslassen und komplett abschalten. Es ist notwendig, dem Patienten die Erfahrung machen zu lassen, wie sich dieser Zustand anfühlt. Er soll wieder ein Gefühl für seinen Körper bekommen, denn nur so kann er später erkennen, welches Aktivierungsniveau er gerade hat, wann es zu steigen beginnt und zuviel Energie ausgeschüttet wird. Er soll wieder lernen, auf seinen Körper zu hören. Eine dauerhafte Veränderung der Blutdruckwerte ist nur möglich, wenn das Zusammenspiel von Körper, Geist und Seele wieder funktioniert.

Wenn der Patient sensibel ist, dann kann er genau spüren, auf welchem Energieniveau sich der Körper befindet, ob er zuviel anspannt, vielleicht etwas verkrampft ist oder gelassen nur die Energie einsetzt, die gerade benötigt wird. Der Patient soll genau spüren können, wann der innere Ärger seine Körperwerte beeinflusst, und imstande sein gegenzusteuern.

Dieses Trainingsmodul wird solange wiederholt und die Hausaufgaben weitergeführt bis das gewünschte Trainingsziel erreicht ist. (Falls Ihre Computersoftware es kann, zeichnen Sie die SDNN-/SDRR-Werte auf.) Es empfiehlt sich, in den weiteren Sitzungen die Module der Stufe 2 und 3 mit einfließen zu lassen, um den Patienten im Veränderungsprozess zu unterstützen.

Die Dauer der Therapie ist unterschiedlich, je nach Übungseifer und Einsicht, Lebensstil- und Einstellungsänderung des Patienten.

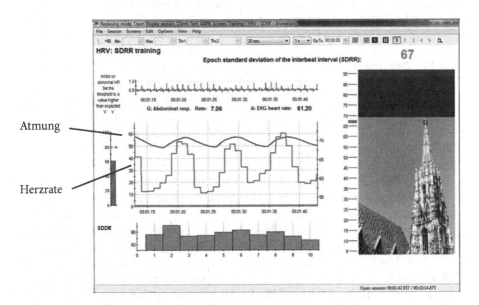

Abb. 24. Trainingsbildschirm mit SDRR-Feedback (Infiniti ©)

Oximetrie – Sauerstoffsättigung

Eine weitere Möglichkeit, die die Biofeedbackgeräte neuester Generation ermöglichen, ist die Messung der relativen Sauerstoffsättigung des Blutes mit einem Oxi-
metrie-Sensor. Die Pulsoximetrie ist ein Verfahren, das die Sauerstoffsättigung
mittels Lichtabsorption bzw. Lichtremission misst, indem die Haut durchleuchtet
wird. Sie kann an Finger, Zehe oder Ohrläppchen gemessen werden. Die Sauerstoffsättigung erlaubt Aussagen über die Effektivität des Sauerstofftransportes – in
erster Linie der Atmung. Sie kann auch aus einer Blutprobe bestimmt werden. Die
Sauerstoffsättigungswerte sind unterschiedlich hoch und lassen Rückschlüsse auf
die Funktion der Lunge zu. Bei Kindern und Jugendlichen sollten die Werte nahe
100 % liegen, bei älteren Menschen oder bestimmten Krankheiten (COPD, oder
Mukovoszidose) können Werte um 90 % toleriert werden. Bei gesunden Erwachsenen sollten die Werte zwischen 96 % und 100 % liegen.

Kleingeräte

Es gibt einige sehr handliche und gute Biofeedback-Kleingeräte, die sich sowohl
für die therapeutische Praxis als auch als Trainingsheimgerät für die Patienten eignen, wie zum Beispiel der Stressball©, der Freeze Framer© und der Em-Wave©
(ein handliches Gerät für die Hosentasche).

Stufe 2:
der Stamm – Verständnis und Compliance erzeugen im
emotional-kognitiven Bereich

Modul 6: Das Tor zum Gefühl und zur Intuition öffnen

Ein wesentliches Therapieziel ist es, das Gefühl und die Intuition wieder in die
Beachtung des Patienten zu rücken. Dieser soll sich wieder als Ganzes spüren und
erleben dürfen. Es hat auch mit Verantwortlichkeit dem eigenen Körper gegenüber zu tun, ihn zu akzeptieren und seine Ressourcen ins tägliche Leben einzubauen. Er muss akzeptieren, dass letztlich bei jeder Entscheidung im Leben auch
das Gefühl beteiligt ist, auch wenn wir es nicht bemerken.
    Die Inhalte dieses Moduls sind begleitende Bestandteile der Therapie und wer-
den immer wieder angesprochen. Es soll das *Gespür* dafür geschult werden, welche Auswirkungen negative Gefühle auf den Körper haben können. Während des
Herzratenvariabilitätstrainings kann man sehr gut erkennen, wann die Gedanken
wandern. Das Bild am Bildschirm verändert sich sofort. Fragen sie ihren Patienten
immer dann, wenn sie eine Veränderung am Bildschirm bemerken, was er gerade
gedacht hat. Machen sie ihn auf die Reaktionen seines Körpers aufmerksam. Sie
können Ihren Patienten auch unangenehme Situationen (Konflikte am Arbeits-

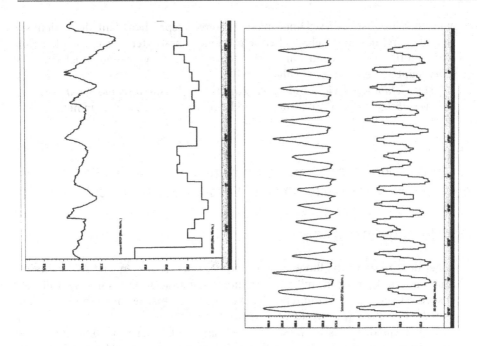

Abb. 25. Protokoll (Herzratenvariabilitätstraining Nexus ©) einer Sitzung. In diesem Protokoll ist deutlich sichtbar, wann die Gedanken des Patienten auf Wanderschaft gehen, er fällt aus dem Rhythmus (linkes Bild)

platz, Streit mit dem/der PartnerIn) erinnern lassen uvm., um ihm aufzuzeigen, dass unangenehme Gefühle sofort ein Veränderung in seinem Körper bewirken und die Energieausschüttung beeinflussen und das Aktivierungsniveau steigt.

Fallgeschichte

> Eine Patientin hat mir berichtet, dass sich ihre Herzrhythmusstörungen seit einem Jahr ständig verschlechtern. Im Gespräch stellte sich heraus, dass an ihrem Arbeitsplatz ein ganz unscheinbares Mobbing läuft und sie darunter leidet. Es wird ein neues Computerprogramm eingeführt. Sie soll die Anwendung lernen, bekommt aber von ihren Kolleginnen, die sich schon eingearbeitet haben, keine Informationen darüber.

Das Ziel soll sein, den Kontakt zur eigenen Intuition wieder aufleben zu lassen. Die Intuition hat nicht nur in der Interaktion mit anderen einen Stellenwert, sondern besonders auch im Umgang mit sich selbst. Betrachten wir ganz einfach die Sportgewohnheiten einiger Patienten. Sogar das Joggen oder Radfahren wird als Leistung betrieben, so und so viele Kilometer in einer bestimmten Zeit, ohne Rücksicht, was der Körper eigentlich braucht. Das Hineinspüren ist verlorengegangen. Wir müssen diese Dinge in der Therapie ansprechen, denn der Patient soll ja lernen, in Ruhe und Gelassenheit sein Leben zu bestreiten. Ein erschöpfter Körper benötigt vielleicht nur ein bescheidenes Training oder manchmal vielleicht überhaupt keines, sondern Schlaf.

Das Gefühl kann viel feinfühliger sein, als der Verstand jemals scharfsinnig zu sein vermöchte. Diesen Ausspruch Frankls sollten wir uns zu Herzen nehmen.

Stufe 3:
die Baumkrone – die therapeutische Intervention im noetischen/geistigen Bereich zur Erweiterung und Gesundung der Persönlichkeit:

Modul 7: Ärgermanagement

Einer der größten Schädlinge unseres Organismus ist der tägliche Ärger und die stille innere Aggression, mit der wir uns auseinandersetzen müssen. Amerikanische Wissenschaftler konnten entdecken, dass psychische Faktoren die Produktion des Eiweißstoffes C-reaktives Protein (CRP)* fördern, aufgrund der zu hohen Ausschüttung der Stresshormone Noradrenalin und Adrenalin. Diese wirken auf das Immunsystem und aktivieren Gene, die leichte, chronische Entzündungsprozesse auslösen können. Die Folge davon ist eine Erhöhung der für das Herz gefährlichen CRP-Proteine.

In einer Studie, in der 1400 Personen, die einen Herzanfall überlebt hatten, befragt wurden, gaben 8 % an, dass sie 24 Stunden davor ein belastendes Ereignis am Arbeitsplatz hatten. Länger andauernder, chronischer Stress *ohne aktive* individuelle *Regenerationsmaßnahmen* führt zu einem Verschleiß des Organismus und im Konkreten zu einer Abnahme der Aktivität des Vagustonus.

Modul 8: der innere Druck – in Distanz gehen

Nicht die Tatsachen selbst machen das Leben schwer, sondern unsere Bewertung der Tatsachen (Epictetus)

Wie Patienten mit verschiedenen Lebenssituationen umgehen, wie sie sie bewerten, hängt unmittelbar mit ihrer Gefühlswelt und ihrem Wertesystem zusammen. Erfolgreiche Manager haben einen Hang zum Perfektionismus, sind ordnungsliebend, dynamisch und schnell. Eigenschaften, die für Erfolg notwendig sind, aber manchmal ein bisschen überdurchschnittlich viel an Bedeutung bekommen. Sie

---

* CRP ist ein Eiweiß. Es wird in der Leber gebildet und ist ein Entzündungsparameter, wie die Blutkörperchen-Senkungsgeschwindigkeit, der Leukozytenanstieg und die Temperaturerhöhung.

hassen es, nicht genug Zeit zu haben für die perfekte Erledigung von Aufgaben. *„Ich habe 2 Stunden Zeit für eine Aufgabe, für die ich 4 Stunden benötigen würde, weil ich noch in zwei Meetings laufen muss."* Oder: *„Ich habe den einen Akt noch nicht erledigt, habe ich schon wieder 3 neue auf dem Tisch."* An der Tatsache ist leider nicht zu rütteln, aber am *inneren Druck*, den sie sich selber machen. Schnell noch dies oder das zu erledigen, das Gefühl, sich beeilen zu müssen, keine Zeit zu haben, weil man ja fertig werden will, kostet ungeheure Kraft. Es ist, als würden sie mit dem Fuß auf das Gaspedal treten. Ein Manager, der seine Blutdruckprobleme erfolgreich unter Kontrolle brachte, erklärte es so:

Ich habe ein Auto mit einem Bordcomputer, der mir genau den Energieverbrauch anzeigt. Ich konnte feststellen, dass ich genau so schnell fahre, wenn ich meinen Fuß ein wenig vom Gaspedal nehme. Ich muss nicht soviel Druck machen und bin genauso schnell. Für meine Arbeit heißt das, ich arbeite so gut und so intensiv ich kann, mit Freude, aber ohne den inneren Druck. Es ist ein neues Lebensgefühl, auch für mein Privatleben.

Will der Patient sein Leben neu gestalten, dann kommt er nicht darum herum, sich zu fragen, was denn diesen inneren Druck erzeugt. Wer sind denn die Antreiber? Unternehmensstrukturen sind als gegeben hinzunehmen, wenn sie nicht zu verändern sind. Der Patient soll erkennen lernen, dass er selbst bestimmen kann, wie sehr er sich vereinnahmen lässt oder nicht.

→ Hausaufgabe
Der Patient soll seinen eigenen Regisseur spielen und sich wie durch eine Kamera während des Tages betrachten. Dabei könnte er sich folgende Fragen stellen:
Wie hektisch bin ich gerade?
Wie stark lasse ich mich von inneren Gefühlen und äußerem Druck vereinnahmen? Wie ist es mit dem inneren Druck, dem stillen Ärger? Nehme ich zuviel persönlich?
◉ Übungsblatt Tagesrückblick

Mein Tagesrückblick
Nehmen Sie sich 30 Minuten pro Tag für die Beantwortung folgender Fragen Zeit:

- ⊚ Geärgert habe ich mich heute über _____
- ⊚ Persönlich genommen habe ich folgende Aussagen _____
- ⊚ Es ist mir sehr schwer gefallen in dieser Situation ruhig und gelassen zu bleiben/ ruhig zuzuhören/Geduld aufzubringen _____
  _____
- ⊚ Ich habe bemerkt, dass ich ziemlich angespannt war _____
- ⊚ Ich habe bemerkt, dass ich in folgenden Situationen bewerte und urteile und spüre die Reaktion in meinem Körper _____
- ⊚ Glücklich hat mich heute gemacht _____
- ⊚ Entspannt habe ich mich bei _____
- ⊚ Genervt hat mich _____
- ⊚ Gefreut habe ich mich über _____
- ⊚ Ich habe mir keine Pause gegönnt, weil _____
- ⊚ Wer/Was treibt mich an? _____
- ⊚ Während der Arbeit habe ich mich heute gehetzt/ruhig gefühlt, weil _____
  _____
- ⊚ Folgende Arbeiten habe ich fast zwänglich perfekt/schon ganz gelassen und ruhig erledigt _____
- ⊚ Wie wichtig war mir die Befindlichkeit meines Körpers heute (tragen Sie eine Zahl zwischen 0 (nicht wichtig) und 10 (sehr wichtig) ein _____
- ⊚ Es ist mir gelungen/nicht gelungen, in folgender Situation die Ruhe und Gelassenheit zu bewahren/bzw. aus den Emotionen herauszutreten _____
- ⊚ Nennen Sie 3 Dinge/Situationen/Ereignisse, die Ihnen heute den Tag erhellt haben/das Leben lebenswert erscheinen lassen/Freude bereitet haben
  - ⊚ 1 _____
  - ⊚ 2 _____
  - ⊚ 3 _____

Institut BiCo
Biofeedback & Stresstherapie & Coaching;
www.stress-therapiezentrum.at 0043-676-704 76 68

Distanzierung und Einstellungsänderung

⊚ Das Zauberwort heißt hier *Distanzierung zur Situation*. Der Patient sollte nach dem Training in der Lage sein zu spüren, was Emotionen in ihm bewirken, wie der Körper darauf reagiert. Kränkung, Mobbing, unterdrückter Ärger oder Wut verursachen eine Veränderung in der Energiebereitstellung des Körpers. Er ist entweder in ständiger Achtungsstellung, macht sich sozusagen kampfbereit, hält eine ständige Spannung durch Auf-der-Hut-Sein vor möglichen Angriffen, oder erhöht den inneren psychischen Druck, legt sich auf die Seele und führt zu Depression und Angst. Panikattacken können ein Zeichen einer chronischen Überbelastung sein! Sie zeigen ein kurzfristiges Chaos im Steuerungsmechanismus Aktivierung/Deaktivierung an.

Im Biofeedbacktraining lernt der Patient, in Distanz zu bleiben, Anspannung und Aufregung, Leistungsdruck und Zeitnot nicht in seinen Körper wandern zu lassen, gelassen zu bleiben.

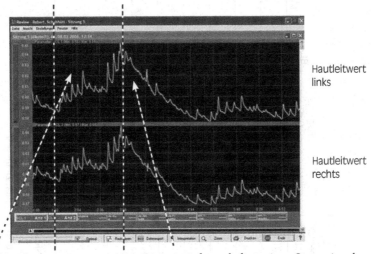

Hautleitwert links

Hautleitwert rechts

Der Patient berichtet von Problemen im Büro – die Hautleitwerte steigen an.

Der Patient wird angehalten, einen Stopp einzulegen, auszuatmen und in Distanz zum Problem zu gehen, den Druck herauszunehmen und dann weiter zu sprechen.

Abb. 26.

Mit dem Hautleitwert lässt es sich sehr gut trainieren, den Druck herauszunehmen. Aktivierung und Deaktivierung sind auf dem Bildschirm deutlich zu erkennen. Neigt der Patient mehr dazu, mit Muskelspannung zu reagieren, dann ist es ratsam, die Muskelspannung mit 1 oder 2 Sensoren ebenfalls rückzumelden.

→ **Hausaufgabe** Trainingsblatt Stress-, Energiemanagement

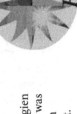
BiCo

NAME:

MEIN LOGBUCH Stress – Energie

Datum	Belastendes Ereignis	Körperliche Symptome	BL₁	Auftretende Gedanken	BL₂	BL₃	Selbstregulation Körper/Gedanken	Medikamente	Heute habe ich mich gefreut über / Ich habe mir eine Freude bereitet mit

BL – Belastungsfaktor: Bitte bewerten Sie Ihre Belastung/Ihren Stress/psychischen Druck …
Tragen Sie eine Zahl zwischen 0 (keine) und 10 (max. Belastung) in die Tabelle ein.

BL₁: Körperliche Belastung/Ereignis
BL₂: mentale Belastung/Gedanken/Grübeln/Ereignis
BL₃: Tagesbelastung

Selbstregulation:
Bitte beschreiben Sie, welche Techniken/Strategien sie angewandt/probiert haben. Vermerken Sie, was Ihnen schwer fällt, wo Sie sich noch verbessern möchten bzw. was Ihnen schon gut geglückt ist.

Institut BiCo
Biofeedback & Stresstherapie & Coaching;
www.stress-therapiezentrum.at 0043-676-704 76 68

Die Logotherapie betrachtet den Menschen in seiner Dreidimensionalität, seiner somatischen Dimension (bio-physiologisch), seiner psychischen Dimension (Triebe, Affekte, Gefühle) und seiner noetischen Dimension, abgeleitet vom griechischen „nous" – Geist. Die besondere Schwierigkeit des Hypertonikers liegt in seinem Pflichtgefühl, Perfektionismus und seiner Angepasstheit. Das Epizentrum der Problematik liegt aber in der *noetischen/geistigen Dimension*, im erlebten *existenziellen Stress*, im *Ärger*, in der *existenziellen Frustration* und, daraus resultierend, im *existenziellen Vakuum*. Gefangen im eigenen Ichsein verstrickt sich der Hypertoniker in der Gegensätzlichkeit zwischen *Sein-Wollen und Sein-Sollen*, aus dem er keinen Ausweg sieht, aber auch keinen sucht. Die Einsicht fehlt ihm, begünstigt durch das Krankheitsbild, das ja vorerst keine großen Beschwerden und auch keinen Leidensdruck bereitet, anfänglich geleugnet wird und später als nicht bedrohlich genug für eine Lebensänderung gesehen wird. Sicherlich ist das Nichtwollen und die mangelnde Einsicht ein Rückzug hinter die Angst und die Unsicherheit vor Veränderungen.

Modul 9: Lebensstiländerung

Logotherapeutische/existenzanalytische Interventionen sind Neuorientierung, Wiederbewusstmachen und Neuaufbau von Werten, Erarbeiten des positiv Geschafften und Erreichten, einer Neugestaltung des Lebens, Hinwenden zum eigenen persönlichen Freiraum und Blick auf die eigene Kreativität. Ein wesentlicher Anteil am Prozess ist eine aktive Psychohygiene, womit das Betrachten gewohnter Denkmuster und Stereotypien gemeint ist. Was ist für meinen weiteren Lebensweg sinnvoll, wovon kann ich mich verabschieden, was trägt zu meiner Gesundung und zu meinem Wohlbefinden bei, das sind die Kernfragen, die mit dem Patienten erarbeitet werden.

Modul 10: Existenzieller Stress

Unbefriedigende Lebensumstände durch chronische Belastung, Überforderung, Verlust der Werte begünstigen ein Sinnlosigkeitsgefühl, das mit einem geminderten Selbstwertgefühl gekoppelt ist (Frankl 2000). Diese Ausweglosigkeit und das Gefühl der Sinnlosigkeit der eigenen Existenz können zu einer existenziellen Frustration oder noogenen Depression führen (Depression aus dem Geistigen her), die ihren Ausdruck in der essenziellen Hypertonie findet.

Besonderer Stress liegt im Widerspruch des Sein-Sollens und des Sein-Wollens. Das *Prinzip der Noodynamik* spricht von einem gesunden Spannungsfeld zwischen diesen beiden Faktoren und bezieht sich auf Anforderungen des Lebens, die an uns herangetragen werden und die wir erfüllen sollen. Fragen, die das Leben an uns stellt, die wir beantworten sollen. Ein Leben ohne Herausforderung ist kein Leben, ein Leben ohne Reize, ohne Anregung führt zum Tod. *Stress ist das Salz in der Suppe*, hat schon der Stressforscher Seyle erkannt. Wir brauchen dieses gesunde noo-dynamische Element. Befindet sich der Mensch allerdings in einem ungesunden Spannungsfeld, fühlt er sich dem Schicksal ausgeliefert, eingeengt und eingezwängt in die täglichen Anforderungen, dann sprechen wir von einem Missverhältnis, einer ungesunden Gegensätzlichkeit oder Auseinandersetzung im psychisch-geistigen Spannungsfeld.

Die Logotherapie und Existenzanalyse ist eine positive Psychotherapie, die die Patienten unterstützt, die notwendigen Lebensschritte in Angriff zu nehmen. Sie hat auch die Qualität einer Lebenshaltung, einer Besinnung auf das Wesentliche. Jedem von uns tut es gut, manchmal eine Lebensbeschau und Neuordnung der eigenen Ziele, Werte und Visionen zu betreiben. Für Herz-Kreislauf-Patienten ist es zwingend notwendig, wenn sie ihre Lebensqualität erhalten oder zurückgewinnen möchten.

Zusammenfassung

Das Herzratenvariabilitätstraining bietet Patienten mit einer essenziellen Hypertonie ein viel versprechendes Training, um das geschwächte parasympathische System wieder zu stärken und vielleicht ganz ohne Medikamente das Leben genießen zu können. Die neuesten Biofeedbackgeräte ermöglichen ein ganz präzises Training, doch ohne einen ganzheitlichen Therapieansatz ist die Nachhaltigkeit nicht gegeben.

Resümée 1 eines Patienten am Ende seiner Therapie

Liebe Frau Mag. Pirker-Binder!

An die Zeit unserer Zusammenarbeit im Rahmen der Biofeedback-Sitzungen erinnere ich mich gerne. Neben Ihrer hohen fachlichen Kompetenz erlebte ich auch ihren menschlichen Zugang zu meinen Problemen (ganz im Gegensatz zu der Abgehobenheit mancher anderer Ärzte oder Therapeuten).

In den 70er Jahren gab es in einer Zeitung eine Karikatur, in der eine Reihe von Männchen auf einem Fließband marschierten, wobei jedes von ihnen einen Aufziehschlüssel im Rücken hatte. Nur eines stand auf der Seite, nahm den Schlüssel in die Hände, betrachtete ihn und lächelte glücklich. Von oben erschallte eine Stimme: „Du Terrorist!“

Diese Karikatur ist mir eingefallen, als ich über die Zeit der Biofeedback-Sitzungen nachdachte. Nach den Sitzungen, nach den Atemübungen und nach dem Abfassen von Stress-Berichten fällt es mir wesentlich leichter, meinen Aufziehschlüssel in die Hand zu nehmen und ihn zu betrachten. Ich lächle auch viel mehr über Situationen des beruflichen Alltags, weil ich merke, dass die Zeit, in der ich den Schlüssel betrachte, meine Zeit ist, auf die Personen und Faktoren, die auch für meine Stressbelastung verantwortlich sind, absolut keinen Zugriff haben. Vorwürfe, die meinen Arbeitseinsatz betreffen, verlieren zunehmend an Bedeutung (auch das Männchen in der Karikatur war von dem Vorwurf „Du Terrorist!" nicht wirklich irritiert).

Vor dem Beginn der Biofeedback-Sitzungen hatte ich Bluthochdruck und stechende Kopfschmerzen, die mit Intervallen oft über den ganzen Tag verteilt waren. Nachdem ich einige Monate lang beinahe täglich auch zu Hause die Atemübungen absolviert und in Berichten Stresssituationen, ihre Auslöser und die sie begleitenden Gefühle und Empfindungen herausgearbeitet hatte, besserte sich auch meine gesundheitliche Situation. Die Schmerzen sind noch nicht ganz verschwunden, aber ich kann wesentlich besser mit der Stressbelastung umgehen, indem ich andere Menschen zwar nicht ändern kann, aber durch eine innere Distanzierung von Auseinandersetzungen und stresserzeugenden Situationen ihnen nicht mehr gestatte, die Beschwerden in mir auszulösen.

Die inneren Bilder, die mit meinen körperlichen Beschwerden assoziiert waren, waren immer dieselben: Meine Person ist in eine Presse eingespannt, ich kann mich nicht mehr bewegen, der Druck kommt von oben und von unten; mehrere MitarbeiterInnen in meiner Arbeitsgruppe leiden unter Burnout-Syndromen – ich bin dafür verantwortlich, kann aber die Situation der Arbeitsgruppe nicht wirklich ändern (das waren die Bilder hinsichtlich meines beruflichen Alltags). Meine Frau litt unter einigen Krankheiten und in den letzten Wochen tauchte noch ein Krebsverdacht auf, meine Tochter ist nach ihrem Studium schon beinahe ein Jahr arbeitslos – ich muss helfen, schaffe es aber nicht (das waren die Vorstellungen, wenn ich an meine Familie dachte). Nach den Atemübungen und nach dem Verfassen von Stressberichten haben sich meine Einstellungen gegenüber Beruf und Familie geändert. Insbesondere habe ich eine neue Sichtweise gegenüber Menschen entwickelt, die mir etwas bedeuten. Als Mensch, der in der Vergangenheit immer wie ein mechanisches Uhrwerk ablief, kann ich mich mehr zurücknehmen und in belastenden Situationen beruhigend auf meine KollegInnen einwirken (wenn etwas schiefläuft, ist es auch nicht mehr so dramatisch). Die Fremdbestimmung in der beruflichen Situation wird ausgeglichen durch meine innere Distanzierung und durch eine ruhige und gute Gesprächsbasis mit meinen KollegInnen, die ähnlich wie ich von Arbeits- und Termindruck betroffen sind. Meiner Frau gegenüber konnte ich nach längerer Zeit wieder eine Stütze in einer belastenden Situation sein: Der Krebsverdacht stellte sich glücklicherweise als falsch heraus, aber bis der endgültige Befund da war, konnte ich sie zu den Untersuchungen begleiten (und da war es mir auch egal, ob in diesen Zeiträumen im Büro ein großer Arbeitsdruck war). Meiner Tochter konnte ich zwar keinen Job besorgen, aber es ist mir möglich geworden, sie vor Bewerbungsschreiben oder Vorstellungsterminen aufzumuntern und ihr auch zu sagen, was sie mir als Mensch bedeutet.

Es ist mir auch klar, dass die Änderung meiner Einstellungen und die ruhige Achtsamkeit gegenüber anderen Menschen und der Natur nur dann dauerhaft möglich ist, wenn ich die Atemübungen fortsetze, auch mit etwas Sport verbinde und bei neu auftauchenden Stresssituationen im Rahmen einer inneren Distanzierung Auslöser, Gefühle und Empfindungen in dieser Stressbelastung herausarbeite.

Frau Mag. Pirker-Binder, vielen Dank für Ihre Unterstützung!
Mit freundlichen Grüßen
A. B.

Resümée 2 eines Patienten am Ende seiner Therapie

Hypertoniebekämpfung auf Basis von Biofeedback – ein Erfahrungsbericht

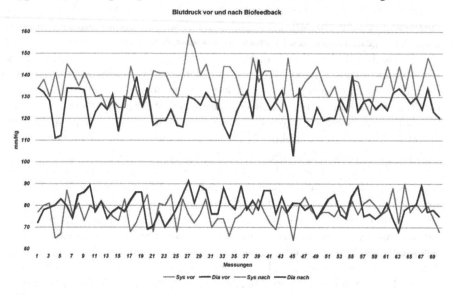

Abb. 27.

Mit 49 ist man nicht mehr ganz jung und wenn man in den höheren Führungs-
etagen eines kapitalmarktorientierten Unternehmens tätig ist, gehört ein „be-
schauliches Berufsleben" auch nicht zum aktiven Wortschatz. Daneben eine sechs-
köpfige und vierzehnbeinige Familie, der man natürlich (inklusive seinem Hund)
auch etwas Zeit widmen möchte, und dann ist es nicht verwunderlich, wenn der
Blutdruck sich nicht mehr wie in jüngeren Jahren gebärdet.

So hatte die Anzahl überhöhter Ergebnisse bei meinen Messungen in den letzten Jahren auf mehr als 50 % zugenommen. Systolische Werte zwischen 140 und
160 waren keine Seltenheit.

Da keine erkennbaren physischen Ursachen vorlagen, empfahl mir mein Internist, Herr Dr. Urlicic, es mit Biofeedback zu versuchen, bevor er mir über kurz
oder lang blutdrucksenkende Medikamente verschreiben müsste. Er empfahl mir
Frau MMag. Pirker-Binder, mit der ich kurz darauf einen Termin vereinbarte.

Ein erster Stresstest und Messungen im Zusammenhang mit den ersten Übungen zeigten die hohe Reagibilität meines Gefäßsystems im Zusammenhang sowohl mit belastenden Ereignissen als auch im Zusammenhang mit bewusster Entspannung.

Ich begann mit Atemübungen, die einerseits eine Senkung und Stabilisierung des Blutdrucks zum Ziel hatten, aber auch das bewusste Wahrnehmen belastender Faktoren förderten.

Einen entscheidenden Beitrag zum Erfolg leisteten die Gespräche mit Frau MMag. Pirker-Binder im Rahmen unserer Sitzungen und meine Reflexion darüber im Anschluss. So erkannte ich durch ihre gezielten Fragen und Analysen, dass ich sowohl im beruflichen als auch im privaten Umfeld unter einer ständigen unterschwelligen Belastung stand, die ich nicht bewusst wahrgenommen hatte. Nach unserer vierten Therapiesitzung rastete auch plötzlich die Erkenntnis über die Natur dieser ständigen Anspannung mit überraschender und überzeugender Klarheit bei mir ein.

Es war eine ständige Ungeduld bei allem, was ich tat – auch bei banalen Tätigkeiten des Alltags –, endlich fertig zu werden, weil ich entweder die Tätigkeit nicht mochte oder – häufiger – schon ungeduldig war, mit der nächsten Aufgabe beginnen zu können. Wie Frau MMag. Pirker-Binder mir berichtet hat, scheint dies häufig ein Merkmal erfolgreicher Menschen zu sein. Erziehungsgrundsätze wie „Was Du heute kannst besorgen, das verschiebe nicht auf morgen" oder „erst die Arbeit, dann das Spiel", die man in der Kindheit erfahren hat, mögen durchaus auch ihren Beitrag dazu geleistet haben.

Ich erhielt in unseren Sitzungen auch ein wertvolles Werkzeug, um mit Ungeduld in verschiedenen Situationen umzugehen. Frau MMag. Pirker-Binder riet mir, Zeit, die ich ungenutzt (die klassische rote Ampel) oder in meinen Augen in anderer Weise ineffizient verstreichen lassen musste, ganz einfach anders zu klassifizieren und als „geschenkte Zeit" wahrzunehmen und zu genießen.

Meine Erfahrung mit diesem Rat ist nachahmenswert. Die Methode funktioniert bei mir ausgezeichnet und erstickt das Aufkeimen von Unruhe, Nervosität und manchmal damit verbundener Aggressivität in vielen Fällen im Keim.

Die obigen Erkenntnisse haben mir geholfen, den beruflichen und privaten Alltag wesentlich gelassener zu erleben. Das heißt keineswegs, dass die Leistungsfähigkeit z. B. bei beruflichen Aufgaben abnimmt – ganz im Gegenteil – ich kann mich besser auf wichtige Aufgaben konzentrieren, ohne stets gedanklich immer wieder zwischendurch zu anderen unerledigten Themen abzuschweifen.

Auf diese Änderung meines Lebensstils hat auch mein Blutdruck in erhoffter Weise reagiert und zeigt seitdem ein völlig normales Bild.

Ich möchte meinen Bericht nicht schließen, ohne Frau MMag. Pirker-Binder für die kompetente, angenehme und erfolgreiche Zusammenarbeit, aber auch Herrn Dr. Urlicic für den guten Rat zu dieser Therapie zu danken.
W. S.

Mit Biofeedback auf dem Weg zu den eigenen Ressourcen

Mitten im tiefsten Winter entdecke ich,
dass ein unbezwingbarer Sommer in mir ist.
Albert Camus

Die moderne Technologie von Biofeedback und Neurofeedback hat die Möglichkeiten in der psychotherapeutischen Praxis und in Coachingprozessen zum Wohle des Patienten/Klienten erheblich erweitert. Für die Gesundheit des Menschen ist eine funktionierende Körper-Geist-Beziehung die gesunde Wurzel, auf die sich die individuelle Persönlichkeit stützt. Psychische Probleme steigen immer mehr an und psychosomatische Prozesse, wie Depressionen, Angststörungen (Panikattacken) und Burnout-Prozesse erscheinen als neue Geißel unseres Arbeitslebens und Wohlstandes. Das neue Feld der Wirtschafts- und Arbeitspsychotherapie und der psychosomatischen Psychotherapie versucht darauf mit neuen Wegen Antworten zu finden und Hilfen zu geben.

Die Seele leidet und der Körper drückt es aus

Ich möchte mein Augenmerk in diesem Kapitel auf die häufigsten Probleme, mit denen ich in meiner therapeutischen Praxis zu tun habe, lenken und Möglichkeiten aufzeigen, wie Biofeedback erfolgreich eingesetzt werden kann, ergänzend zu therapeutischen Interventionen. Das Wort Psychotherapie leitet sich aus dem griechischen „*psychotherapia*" ab und bedeutet „*Pflegen der Seele*" (Pritz 2007).

Meine Therapierichtung ist die Existenzanalyse und Logotherapie, die der Psychiater Viktor Frankl begründet hat. Sie hat einen Stellenwert erreicht, der dem heutigen Zeitgeist – der oftmals gefühlten Sinnlosigkeit, Leere und Angst – mehr denn je entspricht. Sie gehört zu den humanistischen Therapierichtungen, die sich mit einem ganzheitlichen Menschenbild auseinandersetzen. Die therapeutischen Interventionen richten sich auf die Entfaltung und Entwicklung der Person und haben demgemäß einen großen Stellenwert in der Prävention und Heilung von psychosomatischen Beschwerden. Ist der Mensch wieder *ganz*, wieder *in Ruhe mit sich selbst*, dann ist er auch symptomfrei.

Die Existenzanalyse setzt sich mit einem Menschenbild auseinander, das Begriffe wie Freiheit, Verantwortung, die Fähigkeit zur Distanzierung und erfülltes Hinwenden zu einer Aufgabe (Selbstranszendenz), die unbedingte Sinnhaftigkeit des Lebens, die unverlierbare Würde der Person, die Mehrdimensionalität des Seins und das Sinn-Organ-Gewissen (Intuition) zum Inhalt hat. Die Logotherapie (*logos* – Sinn) ist die praktische Anwendung der Existenzanalyse (Pirker-Binder 2005).

Die Technik des Biofeedback bietet hier auf verschiedenen Ebenen dem Patienten/Klienten Einsicht und Veränderungsmöglichkeiten. Er kann auf dem Bildschirm mitverfolgen, *was* der Körper und vor allem *wie* er sein Leid ausdrückt. Es wird aber sozusagen nicht nur sichtbar, sondern es werden auch die Möglichkeiten für eine Veränderung aufgezeigt. Für den Therapeuten ist genau dieser Prozess so wichtig, da er den Patienten/Klienten quasi zur Übernahme der Eigenverantwortung drängt – denn der Weg aus der Krise, das Heraussteigen aus der Situation liegt in ihm selbst, der Therapeut ist nur der Wegbegleiter. Biofeedback hat hier die Möglichkeit, eine *neue Dynamik in die Gesundung des Menschen* zu bringen.

Der Lernschritt liegt in der Distanzierung zum Problem selbst, kognitiv und physisch, wie zum Beispiel bei der Angststörung. Der Patient lernt, seine überschießende Körperreaktion zu verstehen und zu regulieren. Durch das Training mit Biofeedback ist er in der Lage, langsam das Gefühl des „Ich bin der Angst ausgeliefert" zurückzulassen, sein Vertrauen in sich selbst zu stärken.

In der Logotherapie sprechen wir nicht nur von einer Psychosomatik, sondern von einer *Noopsychosomatik,* die den Menschen in seiner noetischen (geistigen), psychischen und somatischen Dimensionalität anspricht. Biofeedback ist hier nicht nur ein hilfreiches Mittel, um dem Patienten einen Einblick in seine Körperlichkeit zu geben, sondern kann auch überhaupt ein Verständnis für die Notwendigkeit einer Therapie erzeugen, wie ich anhand des Trainingsprogramms für essenzielle Hypertonie aufzeigte.

Biofeedback und psychosomatische Psychotherapie

Rationalisierungen am Arbeitsmarkt und Druck am Arbeitsplatz versetzen die Leute in Angst und Schrecken, Stress, Burnout und Depressionen sind an der Tagesordnung, psychotherapeutische Interventionen sind gefragter denn je. Ständiger Leistungsdruck, das Gefühl, keinen Freiraum zu haben, über keine Zeitressourcen mehr zu verfügen, keine Fehler machen zu dürfen, gefährden die Gesundheit.

Ungefähr 20 % der Menschen leiden im Laufe eines Jahres an einer psychischen Erkrankung (Wancata 2007). Vorrangig sind dabei Angststörungen, gefolgt von affektiven Störungen.

Prof. Dr. Michael Linden hat sogar den Begriff der posttraumatischen Verbitterungsstörung geprägt, der dieses Phänomen rund um das Zustandsbild vieler Menschen beschreibt.

Viktor Frankl spricht von der „Signatur des Zeitgeistes" als ein weltweit um sich greifendes Sinnlosigkeitsgefühl. Wird die Belastung und der „Lebensdruck" zu groß, wird die Seele krank. Natürlich vermeiden es die Menschen sehr gerne, in den eigenen Spiegel zu schauen und den Ursachen auf den Grund zu gehen, das Leben wieder selber anzupacken, aus dem täglichen Trott auszusteigen. Es ist auch Angst und Verunsicherung mit dabei, denn: „Was wird mich erwarten, wenn ich Eingefahrenes verändere?" Das Problem wird verdrängt, bis der Körper Signale sendet, weil er der ständigen Spannung nicht mehr standhalten kann. Dort, wo eine Disposition vorherrscht, legen sich die ungeklärten Lebensfragen und Krisen ab. Die Folge davon sind psychosomatische Beschwerden – *die Seele leidet und der Körper spricht es aus.* Es sind aber nicht immer dramatische Krisen oder Existenzängste, die Menschen in ein existenzielles Vakuum (tiefes Gefühl der Sinnlosigkeit, Werteverlust) fallen lassen. Manchmal ist es auch der Wohlstand, der sie zu einer „Sinnlosigkeit" führt oder die so genannte Midlife-Crisis, die Menschen in der Lebensmitte trifft. Die Betroffenen fallen in ein tiefes Loch, sie befinden sich in einem existenziellen Vakuum oder noch tiefer, in der noogenen Depression (Depression vom Geistigen her, aufgrund von Werteverlust und Sinnlosigkeitsgefühl) oder einer Neurose (Frankl 1994).

Der Mensch will als Ganzes wahrgenommen werden. Die Verflechtung von Psyche, Geist und Körper erfordert deshalb auch in der Psychotherapie ein neues ganzheitliches Denken hinsichtlich einer Spezifizierung, der psychosomatischen (noo-psycho-somatischen) Psychotherapie. Sie richtet sich auf die Wiederherstellung der inneren Balance, indem sowohl die physiologischen, die psychischen Prozesse und die persönliche, individuelle Einstellung der betreffenden Person zum Leben und seine Verankerung im Leben eine Beachtung finden.

Einen besonderen Stellenwert sehe ich für die psychosomatische Psychotherapie in Coachingprozessen, in der Burnout-Prävention, in der Traumabehandlung (Hamiel 2006), in der Onkologie, in der Operationsvor- und nachsorge, in der Bearbeitung von Angststörungen, in der Behandlung der essenziellen Hypertonie und überall dort, wo die Körper-Psyche-Geist-Balance erhalten oder wiederhergestellt werden soll.

Die Technik des Biofeedback macht es möglich, die Wahrnehmung für die Befindlichkeit des Körpers zu erhöhen und ein Verständnis für notwendige Regenerations- und Heilungsprozesse zu erzeugen. Jedes negative Ereignis, jede schwere psychische Belastung drückt sich nicht nur in unserer Seele aus, sondern wird auch im Körper selbst, im Körpergedächtnis, gespeichert. Daraus folgt, dass es nicht nur genügt, Probleme rein mental anzuschauen, sondern auch die dazu im Körper gespeicherten Erfahrungswerte zu bearbeiten und neue, gesunde Reaktions- und Verhaltensweisen zu erlernen; denn diese negativen Erlebnisse lassen den Körper oft in einer stereotypen Reaktion auf ähnliche Ereignisse verharren. Es ist also sinnvoll, nicht nur die belastende Situation, das belastende Erlebnis zu be- und verarbeiten, sondern auch spüren zu lernen, wo dieses Erlebnis sich im Körper ausdrückt und dann die Ruhe in den Körper wieder einfließen zu lassen.

Fallgeschichte Mobbing Herz

Ein 50-jähriger Mann muss seinen Arbeitsplatz aufgrund einer Mobbinggeschichte wechseln. Er kommt zur Therapie, um die Ereignisse besser verarbeiten zu können und um seine essenzielle Hypertonie zu behandeln, die sich im Zuge der Ereignisse eingestellt hat. Im therapeutischen Prozess beginnt er die Vorkommnisse zu verarbeiten. Im Biofeedbacktraining lernt er verstehen, dass sein Körper noch immer in einer Art Achtungsstellung verharrt, einerseits steckt die Kränkung noch in ihm, andererseits ist er auf der Hut vor anderen Personen. Durch ein gezieltes Muskelwahrnehmungs- und Herzratenvariabilitätstraining findet er den Weg zurück zu seiner innerlichen Balance. Er überwindet seine Kränkung, orientiert sich neu und baut auch seine Vertrauensfähigkeit in sich und in sein Leben wieder auf. Nach einigen Wochen sind seine Blutdruckwerte wieder normal.

Fallgeschichte Mobbing Magen

Ein 53-jähriger Mann in einer leitenden und nicht ganz konfliktfreien Funktion durch-
lebt eine massive Mobbingphase, die er allerdings sehr gut kognitiv überwindet.
Zurück bleibt ihm aber eine sein Wohlbefinden stark belastende Schmerzsymp-
tomatik im Magen. Als alle Schmerzmittel und Medikamente nichts mehr nützen, kommt er in meine Praxis. Im Zuge der therapeutischen Arbeit findet er
heraus, dass er auch jetzt noch sehr auf der Hut vor Angriffen auf seine Person
und seine Werte ist. Diese drückt sich nicht mehr als Angst vor beruflichen Konsequenzen aus, sondern als Ärger oder Wut in seinem Magen, der sofort bei
jeder Aufregung rebelliert. Er ist in der Lage, die Situationen, über die er sich
ärgert oder ärgern wird, zu erkennen, kann aber vorerst seine körperliche Reak-
tionsspirale nicht beeinflussen. Neben therapeutischen Interventionen lernt er
im Biofeedbacktraining die überschießende Stressantwort seines Körpers rechtzeitig in den Griff zu bekommen und zu regulieren. Er versteht, dass er auf seinen Körper vermehrt Rücksicht nehmen, ihm mehr Regeneration gönnen und
die vorherrschende Achtungsstellung verringern muss, um seine Beschwerden
in den Griff zu bekommen, was ihm auch nach einiger Zeit gelingt.

Diffuser Magenschmerz erklärt sich durch eine Reizung der Magenschleimhaut auf
zweifache Weise
- mangelhafte Durchblutung der Magenwand – *sympathische Übererregung*
  durch Stress und Belastung
- zu viel Produktion von Säure – Magenwand ist durch Mangeldurchblutung
  gereizt; *parasymphathische Überaktivierung*

Ist der Patient zornig und wütend, rötet sich die Magenschleimhaut und die Säure-
produktion verstärkt sich. Es kommt zu starken Magenwandbewegungen. Wird
die Wut zu lange unterdrückt, wird zu lange „alles hineingefressen", kann sie zu
Geschwüren führen (Morschitzky 2004, S. 269).

Biofeedback und Depression

Nicht nur Hektik und chronische Überbelastung, sondern auch die immer längere
Lebenserwartung und Überalterung wird in Zukunft zu einer Steigerung von psychischen Erkrankungen führen. Abgesehen von einer medikamentösen Behandlung wird es notwendig sein, präventiv zu arbeiten und ein besseres Verständnis
für die Belastbarkeit unseres Organismus zu schulen.

Depressive Personen leiden nicht nur unter einer Einschränkung ihrer Lebensqualität, sondern auch unter einer verringerten Herzratenvariabilität. Hier besteht
eine erwiesene Komorbidität zwischen Depression und kardiovaskulären Erkrankungen (Agelink 2003). Personen mit einer Herz-Kreislauf-Erkrankung weisen
eine erhöhte Mortalitätsrate auf. Werden Depressionen im Rahmen einer Psychotherapie behandelt, kann die Herzratenvariabilität gesteigert werden.

Der Auslöser für eine Reduktion der Vagusaktivität bei Depressionen liegt im inneren Verschließen und Unterdrücken von Gefühlen. Die Vagusaktivität scheint ein Indikator für die Fähigkeit zur sozialen Interaktion und emotionalen Balance darzustellen (Sroka 2002). Die *Depression* drückt sich aber nicht nur in einer geringeren Herzratenvariabilität aus, sondern zeigt sich oft auch in einem sehr niederen und unflexiblen Hautleitwert.

Besonders wichtig ist es mir, auf die Medikamente aufmerksam zu machen, die Patienten einnehmen, wenn sie zum Biofeedbacktraining kommen. Sie können sowohl eine Erhöhung als auch eine Verringerung der Herzratenvariabilität bewirken. Hier ist eine Rücksprache mit dem behandelnden Arzt sinnvoll. Paroxetin und Fluoxetin bewirken zum Beispiel einen Anstieg der Herzratenvariabilität.

Chronischer Stress und Überforderung, wie sie im Burnout-Prozess vorherrschen, unterdrücken die Vagusaktivität. Schutzfunktion für den Organismus sind Anerkennung und eine gelebte Emotionalität. Sie unterstützen die Regeneration und stärken damit die parasympathische Tätigkeit.

Die neuste Technik der *Herzratenvariabilitätsanalyse* könnte es immer mehr möglich machen, als Indikator für biologische Prozesse zu fungieren und sich gezielt für Diagnostik, Therapie und Trainingsauswahl einsetzen zu lassen. Zum Beispiel kann die Vergrößerung des Quotienten LF/HF (low frequencies/high frequencies) darauf hindeuten, dass es sich um eine vermehrte Aktivität des Sympathikus handelt. In der Diagnostik von Herz-Kreislauf-Erkrankungen kann dieser Wert von erheblicher Bedeutung sein, da eine Steigerung der Herzfrequenz im Bereich bis zu 100 vorerst durch die Rücknahme der parasympathischen Aktivität erfolgt.

Für die psychotherapeutische Intervention spielen neben der Herzratenvariabilität aber auch alle anderen messbaren Parameter eine Rolle. Im Besonderen möchte ich hier noch einmal den Hautleitwert nennen. Es kann für den Therapeuten sehr wichtig sein, im Zuge einer therapeutischen Sitzung starke Veränderungen bei speziellen Themen zu bemerken bzw. das Auflösen einer Blockade, wenn der Wert nicht mehr unterdrückt wird, sondern sich verändern darf.

Fallgeschichte
Eine verzweifelte 40-jährige Frau mit chronischen Schmerzen und einer Krebsvergangenheit kommt zu mir in die Praxis. Sie verhält sich zu Beginn des Gesprächs sehr distanziert zu ihren Problemen, es ist kein Hautleitwert messbar. Als sie ruhiger wird und sich öffnet, über ihre Verzweiflung und Schmerzen spricht, verändert sich das Bild, der Hautleitwert wird messbar, die Erregung sichtbar.

Der Therapeut wird in seiner Arbeit durch Biofeedback noch ergänzend unterstützt, als er wertvolle Informationen während einer Therapiesitzung bekommen kann. Ich möchte hier eine Zeichnung einfügen, die uns Marjorie Toomim 2002 in einem Workshop mitgegeben hat. Sie hat uns allen damit sehr schnell und einfach die Zusammenhänge der einzelnen Parameter vermittelt. Sie war eine Pionierin auf dem Gebiet der Psychotherapie und des Biofeedback und ich verdanke ihr viel Wissen.

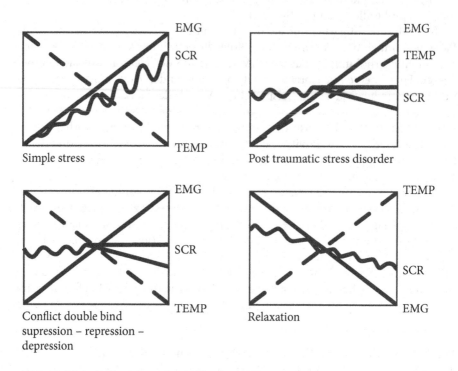

Abb. 28. Majorie Toomim, privates Handout, 2002

Biofeedback in der Therapie von Angststörungen

15 bis 20 % der Patienten, die einen Allgemeinmediziner aufsuchen, leiden an psychischen Störungen, mindestens ein Drittel dieser Patienten an Angststörungen. Beeinflusst werden sie durch biologische (genetische Disposition, Disbalance der Neurotransmitter), psychosoziale und verhaltensbedingte Einflüsse. Therapeutische Maßnahmen basieren demnach auch auf dieser Dreidimensionalität. (Gastpar Kasper Linden 2003). Bevor ich jedoch näher auf die Bedeutung von Biofeedback in der Angstbehandlung eingehe, möchte ich mich vorher der physiologischen Seite zuwenden. Gesunde Menschen erreichen selten die Schwelle, in der der Körper mit einer so massiven Angstsymptomatik reagiert, dass es zu einer biologischen Fluchtreaktion kommt. Stressreaktionen auf Belastung fallen unterschiedlich aus, wie in der folgenden Abbildung sichtbar.

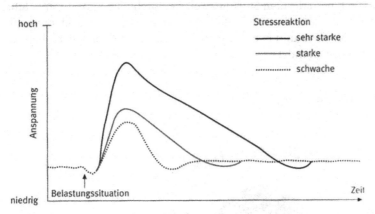

Unterschiedliche Ausprägung der Stressreaktion nach Wittchen et al., 1993 (Yastpar et al. 2003, S. 108)

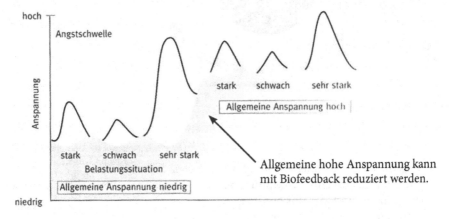

Abb. 29. Belastungssituationen und Angstreaktionen im Alltagsleben (nach Wittchen et al. 1993)

Je höher jedoch die Grundspannung eines Patienten/Klienten ist, desto schneller erreicht er die Angstschwelle, wie das untere Bild zeigt.

Geht man von einem verhaltenstheoretischen Modell aus, dann ist eine Angsterkrankung eine erlernte Störung, die auch wieder verlernt werden kann. Bestimmt wird sie durch

- die Art und Schwere der Störung
- die subjektive Befindlichkeit
- die Bewältigungsstrategien des betreffenden Patienten – das Vermeidungsverhalten
- die Höhe der Erregung

Man spricht von einer erlernten Störung, weil sie durch eine unbestimmte Situation hervorgerufen wurde, die eine Kette von physiologischen und/oder mentalen Prozessen nach sich zieht und in eine Erwartungsangst vor dem neuerlichen Auftreten der Symptome mündet.

Der angstneurotische Zirkel

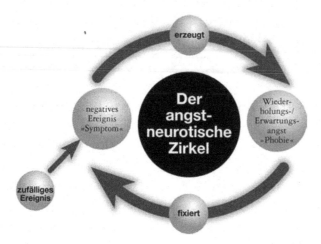

Abb. 30.

Der angstneurotische Zirkel durchläuft verschiedene Ebenen:
1. Ein zufälliges Ereignis (eine Situation, ein Gedanke, eine körperliche Veränderung) findet statt, das uns berührt
   Vielleicht wird es als lebensbedrohlich eingestuft
   Oder ruft schmerzliche oder traumatische Erinnerungen wach
   Oder wird als Angriff auf den Selbstwert gesehen (Peinlichkeit, Blamage, …)
2. Wir nehmen eine körperliche Veränderung wahr
3. Gedanken beginnen zu kreisen (ängstliche Charakterdisposition)
4. Angst entsteht – die Symptome verstärken sich (begünstigt durch die vegetative Labilität)
5. Es entsteht eine ängstliche Erwartungsangst (Patient kann sich nicht distanzieren)
6. Es entsteht ein Vermeidungsverhalten als Bewältigungsstrategie (Lukas 1998, Gastpar Kasper Linden (Hrsg) 2003, S 172)

Der Angstkreis kann von jedem Punkt aus in Gang gesetzt werden.

Ich möchte hier kurz einwerfen, dass wir es auch in Coachingprozessen, in der Burnout-Prävention, in der Behandlung von Herz-Kreislauf-Beschwerden immer wieder mit dieser Erwartungsangst, allerdings in einer anderen Form, zu tun haben. Antizipation erzeugt eine Bereitstellung von Energie, steigert das Aktivierungsniveau. Bei ängstlichen Personen mit einer vegetativen Labilität und einer verminderten Lebensmotivation (nicht ausgeprägte Selbsttranszendenz – Hinwenden auf das Leben selbst, sondern hängen bleiben an Kleinigkeiten, Unwesentlichkeiten, an einer Außenorientierung) sind quasi „prädestiniert" für das Stehenbleiben in einer Phobie oder Angstspirale.

„... Der sogenannte Mechanismus der Erwartungsangst ist dem Praktiker geläufig: Das Symptom erzeugt eine entsprechende Phobie, die betreffende Phobie verstärkt das Symptom, und das solcherart verstärkte Symptom bestärkt den Patienten nur noch mehr in seiner Befürchtung einer Wiederkehr des Symptoms. In den Teufelskreis, der sich da schließt, schließt sich der Patient ein; er spinnt sich in ihn ein – wie in einen Kokon." (Frankl 1993)

Therapeutische Ansatzpunkte

Die Ansatzpunkte der therapeutischen Intervention sind vielfältig, beziehen sich aber, wie schon eingangs erwähnt, auf die Schritte
- Wahrnehmen
- Erkennen
- Verstehen
- Verändern
- Kontrollieren und Regulieren

und durchlaufen alle 3 Ebenen:
1. somatische Ebene
2. psychische Ebene
3. geistige (noetische) Ebene – Einstellungen und Sichtweisen – Erlernen neuer Copingmechanismen für angstbesetzte Ereignisse

Wollen wir dem Patienten helfen, muss er lernen, sich von den Symptomen zu distanzieren, und zwar auf allen Ebenen.

„Im Sinne einer somatopsychischen Simultantherapie ist die eine Branche der therapeutischen Zange – die den neurotischen Zirkel durchbrechen und sprengen mag – an der vegetativen Labilität als dem somatischen Pol anzusetzen und die andere Branche der therapeutischen Zange an der reaktiven Erwartungsangst als dem psychischen Pol anzulegen." (Frankl 1993)

Wo die ersten therapeutischen Schritte gesetzt werden, bestimmt der Therapeut nach der Befindlichkeit des Patienten. Angstpatienten sind in sich zurückgezogen, hyperaktiviert und angespannt. Es ist oft notwendig, zuerst ein Grundverständnis für die Therapie aufzubauen, bevor mit biofeedbackunterstütztem Atemtraining und Loslass-/Entspannungs-/Regenerationsübungen begonnen werden kann. Im

Prinzip kann Biofeedback auf allen Ebenen zum Wohle des Patienten eingesetzt werden. Auch Neurofeedback stärkt hier seine Position, und zwar in Form von einem Beta-Training (entweder Beta-Up oder Beta-Down trainieren, je nachdem, ob der Patient sich schlecht fühlt, weil er zuwenig oder zuviel Beta hat).

Interventionsmöglichkeiten auf der somatischen Ebene

Für den Patienten ist wichtig, ein Verständnis über den Reaktionsmechanismus seines Organismus und die therapeutischen Interventionsmöglichkeiten zu bekommen. Eine bewährte Methode in der Verhaltenstherapie ist die Konfrontationstherapie, die als Reizkonfrontationstherapie 1960 in England gegründet wurde. Sie beruht darauf, sich den Angstsituationen auszusetzen und eine Löschung der Angstreaktion durch Habituation (Gewöhnung) an den Reiz zu erreichen. In der Literatur wird auf eine Ähnlichkeit zu Frankls *Paradoxer Intention* hingewiesen. Sie stellt eine Auseinandersetzung zwischen der geistigen und der psychischen Ebene dar. Man wünscht sich etwas herbei, wovor man Furcht hat. Diese beiden Zustände heben einander nach Frankl auf.

Fallbeispiel Paradoxe Intention:
Ein 54-jähriger Mann wird mir wegen stressbedingter Beschwerden zugewiesen. Er leidet auch unter Ein- und Durchschlafstörungen. Wir waren am Anfang der Therapie und sein Schlafproblem erwähnte er nur so nebenbei. Als er so verzweifelt über sein „Nicht-schlafen-Können" spricht, frage ich ihn, warum er denn unbedingt jeden Tag so viele Stunden schlafen wolle, wenn sein Körper offensichtlich keinen Schlaf braucht. Er sagt, das gehört sich doch so und ist sehr erstaunt, als ich ihm empfehle, doch jetzt einmal so richtig lange munter zu bleiben und es einmal auszuprobieren, ob er es nicht eine ganze Woche aushalten kann. Wir einigen uns darauf, dass vorerst einmal nicht geschlafen wird. Eine Woche später lässt er sich vom behandelnden Arzt keine Schlafmittel mehr verschreiben – er schlafe wunderbar, ist sein Kommentar.

Neben all diesen kognitiven Möglichkeiten, der Angst zu begegnen, ist für mich in meiner Praxis der Schwerpunkt, dem Patienten die Übernahme der Verantwortung für sein Leben wieder möglich zu machen. Was er dringend dazu benötigt, ist das Gefühl der Selbstkontrolle und das Wissen, dass er die Fähigkeit zur Selbstregulation besitzt, dass ihm im Moment nur der Zugang zu seinen inneren Ressourcen fehlt.

Biofeedback eignet sich hier hervorragend für
⊚ das Aufzeigen der physiologischen Zusammenhänge, indem er die einzelnen Parameter am Bildschirm verfolgen kann. Er lernt dadurch, die Reiz-Reaktionskette verstehen und zu erkennen, dass er nicht als ganze Persönlichkeit eine

„einzige Angstreaktion" ist, sondern nur Teile seines Nervensystems entgleisen. Ein Ausweg ist in Sicht.

⊚ Für das Erkennen von Antizipation. Besonders im passiven Stress- und Reaktionstest lässt sich dieses Phänomen deutlich darstellen. Eine Erwartungshaltung löst eine Achtungshaltung und Energiebereitstellungsreaktion des Organismus aus – die Erregung steigt.

⊚ Biofeedbackaufzeichnungen während der therapeutischen Gespräche können dem Patienten zeigen, wie sehr bestimmte Situationen und Erlebnisse einen Erregungsanstieg bewirken.

⊚ Entspannen und Entkrampfen lernen
  ⊚ Wahrnehmungstraining – EMG
  ⊚ Atemtraining
  ⊚ Handerwärmungstraining

⊚ Erlernen von innerer Ruhe durch RSA-Training und aktive Regeneration.

⊚ Der Patient lernt seine Anspannung und Verkrampfung loslassen zu dürfen. Oft macht genau dieser Prozess viel Angst.

Fallbeispiel Angst vor Kontrollverlust – der Loslassprozess macht Angst

Ein 58-jähriger Mann kommt wegen seiner essenziellen Hypertonie zum Biofeedbacktraining. Er bemüht sich, sein tägliches Atemtraining und Handerwärmungstraining zu absolvieren, allerdings kommt er nie über eine Dauer von 10 Minuten hinaus. Für eine aktive Regeneration ist diese Zeitspanne aber zu kurz. In einer Biofeedbacksitzung wird er angewiesen, so zu üben wie zu Hause. Nach ein paar Minuten ist die Unruhe des Patienten bemerkbar. Seine Werte sind wunderbar, alles deutet auf ein Loslassen hin, der Körper ist dazu bereit, doch der Patient schreckt hoch. In dem Moment, wo es um mentales Loslassen geht, kommt es zu einer panikartigen Reaktion. Angst vor Kontrollverlust ist im Biofeedbacktraining immer mit zu berücksichtigen, genauso können traumatische Erlebnisse hervortreten.

Interventionsmöglichkeiten auf der psychischen Ebene

Auf dieser Ebene arbeiten wir an einem Gefühl der Kompetenz und positiven Lebenserwartung. Nachdem der Patient einen Zugang zu Loslassen, Entspannen und Regeneration gelernt hat, werden gemeinsam meditative und hypnotische Suggestionen erstellt, die der Patient in sein Entspannungstraining einbaut (Übung Ruhe für Körper und Geist).

→ Übung

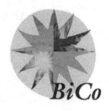

Ruhe für Körper und Geist

Bitte nimm einen bequemen und ruhigen Platz ein. Versuch
deine Muskeln locker zu lassen und dich ganz auf deinen Atem
zu konzentrieren.

Deine ganze Aufmerksamkeit folgt dem Ein- und Ausatmen.
Öffne dabei leicht den Mund, lockere deine Kiefermuskulatur.
Deine Zunge liegt dabei frei im Mund.

Atme durch die Nase ein – und lass die Luft langsam durch den Mund wieder
herausströmen ...
Ein ... und ... aus

Deine ganze Aufmerksamkeit folgt deiner Atemluft ... ein und aus ...

Vielleicht kannst du beim Einatmen spüren, wie sich der Bauch herauswölbt und
sich langsam beim Ausatmen wieder in seine normale Lage begibt ...

Heraus ... und ... herein ...

Beim Einatmen fließen Lebensfreude, Ruhe und Gelassenheit in deinen Körper ...
Sie schieben beim Ausatmen alle Gedanken und Grübeleien aus deinem Körper ...

Ein ... und ... aus ... ein und aus ...

Beim Einatmen fließen Lebensfreude, Ruhe und Gelassenheit in deinen Körper ...
Sie schieben beim Ausatmen alle Gedanken und Grübeleien aus deinem Körper
hinaus ...

Ein ... aus ... ein ... aus

Lass dir Zeit, diese Bewegung zu spüren,
dieses Gefühl zu genießen,
wie sich langsam eine angenehme Leere in dir ausbreitet

Ein ... aus ... ein ... aus

Mit jedem Atemzug fließen Energie und Lebensfreude in deinen Körper ...
Sie durchströmen ihn ... bis in die Finger- und Zehenspitzen ...

Ein ... aus ... ein ... aus

Wärme und Ruhe breiten sich dabei aus ...

Mit jedem Atemzug wirst du ruhiger und gelassener ...
Du darfst dich eingebettet fühlen in ein wohlwollendes Schicksal ...
Du darfst das Vertrauen annehmen ...

Mit jedem Einatmen fließen mehr und mehr Lebensfreude,
Ruhe und Gelassenheit in deinen Körper ...

Beim Ausatmen dürfen alle Gedanken und Grübeleien deinen Körper verlassen ...

Du spürst die Energie und Lebensfreude beim Einatmen ...
du erlaubst ihnen ... mehr und mehr ...
deinen Körper zu durchströmen ...
bis in die Finger- und Zehenspitzen ...

Ein ... aus ... ein ... aus

Mit jedem Atemzug wirst du ruhiger und gelassener ...
Du weißt, du bist eingebettet in ein wohlwollendes Schicksal ...

Du darfst dich sicher und geborgen fühlen ...

Mit jedem Atemzug wirst du ruhiger und gelassener ...
Vertrauen breitet sich im ganzen Körper aus ...

Du bist sicher eingebettet in ein wohlwollendes Schicksal ...
Vertrauen und Sicherheit dürfen sich ausbreiten ...
das Leben ist schön ...

Mit jedem Atemzug lässt du mehr und mehr los ...
Wärme und Ruhe durchströmen deinen Körper ...

Dein Kopf gibt die Gedanken frei ... sie dürfen deinen Körper verlassen ...

Mit jedem Atemzug strömt mehr und mehr Lebensfreude und Vertrauen in deinen Körper

... Wärme und Ruhe breiten sich aus

In deinem Inneren hörst du deine Worte

ich bin frei und vertrauensvoll ...
ich darf meine (zwanghaften) Gedanken und Grübeleien loslassen
ich darf mich sicher und frei fühlen ...
Lebensfreude und Vertrauen breiten sich in mir aus ...
Sicherheit und Ruhe erfüllen mich ...
sie sind meine Lebensfreunde
ich trage sie in mir ...

Mein Leben ist wunderschön ... ich darf es genießen ...

Mit jedem Atemzug fließen mehr und mehr Lebensfreude, Ruhe und Gelassenheit
in deinen Körper ...
Du fühlst dich ruhig und sicher

Mit jedem Atemzug fließen mehr und mehr Lebensfreude, Ruhe und Gelassenheit
in deinen Körper ...
Du fühlst dich ruhig und sicher

Ein ... aus ... ein ... aus

Mit diesem Gefühl der Ruhe und Gelassenheit kannst du wieder ins Hier und Jetzt
zurückkehren ...

Im Biofeedbacktraining soll sich der Patient nun bestimmte Ereignisse, Gedanken, Gefühle vorstellen und versuchen, seine auftretende Erregung zu steuern. Er
lernt zu spüren, wie Gedanken oder Ereignisse auf seinen Körper wirken. Der
wichtigste Punkt hier ist die *Distanzierung vom Symptom*. Der Patient spürt und
erkennt das Zusammenspiel zwischen Psyche und Körper (physiologische Veränderungen bei negativen Gedanken wie z. B. EMG steigt, Herzfrequenz beschleu-
nigt sich, Tendenz zur Hyperventilation usw.) und lernt Vertrauen in seine Selbstregulation zu entwickeln. Er kann seine Fortschritte am Bildschirm verfolgen.
Er lernt Gefühle, Gedanken von seinen körperlichen Beschwerden zu trennen.
Indem er seinen Körper beruhigt, gelingt es ihm, aus dem belastenden Gedanken-
oder Gefühlsstrudel auszusteigen. Er erkennt, dass er nicht ein Gefangener seines
Symptoms ist, sondern dass seine Gedanken- oder Gefühlswelt seine Körperlichkeit beeinflusst, aus der es aber einen Ausweg gibt.

Interventionsmöglichkeiten auf der geistigen Ebene

Die Interventionsmöglichkeiten liegen auf dieser Ebene in einer Änderung der
Einstellung zum Symptom, zum Problem und Vertrauensaufbau in die eigenen
Fähigkeiten, in einer Akzeptanz des Möglichen. Das Ausprobieren der neuen Stra-
tegien muss gut vorbereitet werden. Die Patienten sind sich anfänglich unsicher

und trauen sich nicht, sich auf ihre Selbstkontrolle zu verlassen. Im Biofeedbacktraining weise ich immer wieder auf diese Fähigkeit hin. Sie können die Sitzungsprotokolle ausdrucken und dem Patienten mitgeben – er hat den Beweis dann Schwarz auf Weiß. Es steht dann nichts mehr im Weg, er kann die Verantwortung für Änderungen zulassen, sich positiv und offen zum Leben verhalten, innere Spannung ablegen. Er kann seinen Fähigkeiten vertrauen.

In den folgenden zwei Fallbeispielen möchte ich einen kurzen Auszug aus meiner Arbeit mit Angstpatienten darstellen.

Fallbeispiel: Sozialphobie und psychogenes Händezittern

Personen mit einer generalisierten Sozialphobie leben sehr zurückgezogen. Sie sind selbstunsicher und davon überzeugt, dass andere Personen schlecht über sie sprechen.

Eine 60-jährige Frau kommt mit der Bitte in meine Praxis, ich möge ihr mit Biofeedback helfen. Sie möchte ihr Zittern bekämpfen. Die Differentialdiagnose ergibt eine generalisierte Sozialphobie und ein psychogenes Händezittern. Ihre Angst drückt sich in einer Muskelverspannung aus, die sich im Händezittern zeigt.

Ihre Angstspannung ist groß und ihre Vermeidungsstrategie liegt in einer so straff organisierten Hausarbeit, dass ihr ja keine Zeit für Sozialkontakte bleibt, obwohl sie dies wünscht. Besonders leidet sie, wenn sie auf der Post oder einem Amt etwas unterschreiben muss. Das letzte Mal konnte sie ihren Brief nicht beheben, weil sie so zitterte. Ihre Angst, was die anderen von ihr denken würden, war so groß, dass sie die Post unverrichteter Dinge wieder verließ. Während sie dieses Ereignis berichtet, zittern ihre Hände und der Kopfbereich stark.

Ich möchte hier einige Therapieschritte aufzeigen, wie der Umgang mit der Angst erleichtert werden kann.

1. Therapieschritt – Biofeedback

Ich erkläre der Patientin den Zusammenhang zwischen stressbedingter Anspannung und Muskelzittern. Wir beginnen die Therapie mit Atembiofeedback. RSA-Training und eine geführte Entspannung sind die ersten therapeutischen Maßnahmen. EMG-Entspannungstraining ist nicht möglich, da die Muskulatur durch die Einnahme von Valium und anderen Medikamenten ziemlich lasch ist. Als Hausaufgabe soll die Patientin mehrmals täglich kurze Ruhepausen einlegen, sich auf die Atmung konzentrieren und entspannen. In der geführten Entspannung sind auf sie abgestimmte Suggestionen enthalten. Sie bemerkt, dass ihre Hände durch die Entspannung immer ruhiger werden, der Tremor fast gänzlich verschwindet. Sie gewinnt an Selbstsicherheit und beginnt langsam Vertrauen aufzubauen, dass sie nicht mehr hilflos dem Zittern ausgeliefert ist.

Die Patientin war in ihrer Jugendzeit eine sehr begabte Malerin. Ich konnte sie motivieren, ihre Malerei wieder aufzunehmen. Sie malte wunderschöne, feine Aquarellbilder. In der nächsten Stunde bringt sie mir ein Bild mit. Sie berichtet mit glänzenden Augen, wie viel Freude es ihr gemacht hat. Sie erzählt mir auch, dass ihre Hände dabei gar nicht zitterten, sie wäre aber auch zu beschäftigt gewesen, es zu bemerken, da sie ganz in ihrer Arbeit aufgegangen ist. (In der Logotherapie nennen wir diesen Zustand Selbsttranszendenz, das ganze Hinwenden auf eine Sache.) Die Patientin gewinnt Vertrauen in ihre Fähigkeit zur Selbstregulation und nimmt sich täglich Zeit für ihre Ruheübungen.

2. Therapieschritt – Paradoxe Intention und Distanzierung

Noch geht die Patientin aber nicht aus dem Haus, es ist ein weiterer Schritt notwendig. Das therapeutische Mittel ist hier die *Paradoxe Intention*, im Sinne von „Wir gehen aus und nehmen die Angst mit". Wir konzentrieren uns auf ihre größte Angst, das Zittern.

Neben biofeedbackunterstützten Atem- und Entspannungsübungen wird die Patientin angeleitet, sich ihre Angst anzuschauen und sich ein Bild von ihr zu machen, sie auch grafisch darzustellen. Die Patientin hat ihre Angst verdrängt – dadurch gewann sie immer mehr Macht über sie. Wir sprechen darüber, dass Angst für das Überleben notwendig ist und auch darüber, dass die Patientin ihr die Macht aus der Hand nehmen kann. Sie soll sich nun der Angst stellen und ihr ins Auge blicken. Ich fordere sie auf, sich ein Bild davon zu machen und es irgendwie darzustellen, denn schließlich soll der Feind ein Gesicht bekommen.

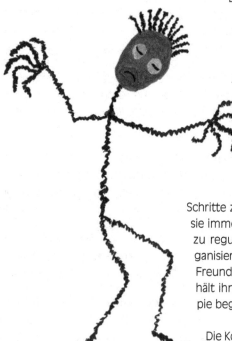

In der nächsten Sitzung bringt sie ihr Bild mit. Sie sieht wirklich arm aus, die Angst. Sie nennt ihre Angst *Zittermaxi*.

Sie konfrontiert sich immer mehr mit ihren Angstgefühlen und lernt die dabei auftretenden Emotionen und physiologischen Veränderungen zu kontrollieren. Sie wird in der Folge immer selbstsicherer und wagt auch die ersten Schritte zu einer Veranstaltung. Sie erkennt, dass sie immer besser in der Lage ist, ihre Symptome zu regulieren. Sie wird immer mutiger und organisiert ein Kaffeehaustreffen mit einer alten Freundin. Der Tremor hält sie nicht mehr ab, sie hält ihn unter Kontrolle. In der weiteren Therapie beginnt sie ihre Sozialphobie zu bearbeiten.

Die Konfrontation mit den Angstgefühlen und der Akzeptanz, dass die Angst ein Bestandteil ihres Lebens sein wird, die sie aber regulieren kann, hilft der Patientin weiter. Auch

Abb. 31. Zittermaxi

der Humor kommt in der Konfrontation mit der grafischen Darstellung nicht zu kurz, denn die Bilder haben durchaus auch einen positiven Ausdruck.

Meist können die Patienten über ihre Interpretationen schmunzeln. Die Angst verliert ihren Schrecken, sie wird zu einer kalkulierbaren Größe. Auch die Anweisung, im Sinne einer **Paradoxen Intention**: „Nehmen sie doch ihre Angst an der Hand, wenn sie das nächste Mal zur Post gehen, und lassen Sie sie doch einmal so richtig arbeiten" hilft der Patientin weiter.

Fallbeispiel Sozialphobie vom Leistungstyp

Dabei handelt es sich um eine nicht generalisierte Sozialphobie, die sich auf spezifische Leistungssituationen bezieht. Ebenso wie im vorherigen Fallbeispiel arbeite ich in den ersten Therapiesitzungen an einer Reduktion der beeinträchtigenden körperlichen Angstsymptome, einer Konfrontation mit der Angst und in weiterer Folge an einer kognitiven Umstrukturierung.

Im Fallbeispiel handelt es sich um eine 45-jährige Frau, die ein Studium nachholen möchte. Sie hatte in ihrer schulischen Laufbahn schlechte Erfahrungen gemacht – sie wurde als legasthen und unfähig eingestuft, demnach auch nicht fähig, ein Studium zu absolvieren. Trotzdem möchte sie auf das von ihr geliebte Studium nicht verzichten, ihre Ängste überwinden. In den ersten Therapiesitzungen wirkt sie übererregt, ängstlich, sehr verspannt und verkrampft.

Im Biofeedbacktraining lernt sie, loszulassen, zu entspannen und ihren Körper zu beruhigen. Sie übt täglich zu Hause und senkt ihr Aktivierungsniveau, wird langsam ruhiger. Dadurch ist es möglich, dass sie sich kognitiv mit ihrer Angst auseinandersetzt. Sie bekommt ebenfalls die Aufgabe, ihre Angst darzustellen. Sie ist eine leidenschaftliche Hobbymalerin und bringt zur nächsten Sitzung ein großes Angstbild mit. Sie nennt ihre Angst Angustus.

Sie hat sehr lange daran gemalt und sich sehr intensiv mit ihrer Angst beschäftigt. Sie erklärt, dass sich während des Malens ihre Empfindung

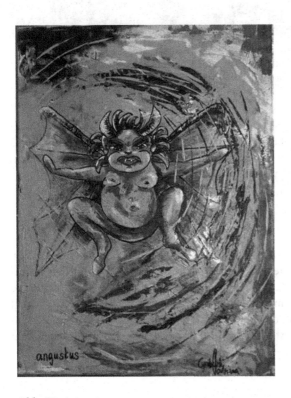

Abb. 32. Angustus

der Angst änderte. Sie sei nicht mehr so bedrohlich, sie hätte ja auch gute Seiten. Sie macht weitere Fortschritte in der Therapie und besteht eine lang verschobene Prüfung. Durch das Training mit Biofeedback weiß sie, dass sie ihre körperlichen Symptome regulieren kann. Das gibt ihr Sicherheit und stärkt ihren Selbstwert. Die Angst hat sie als Begleiter akzeptiert.

Spezifische Phobien – Sucht – Konfrontation – Biofeedback

Die Biofeedbacktechnologie macht es möglich, individuell mit Problemen der Patienten zu arbeiten. So können jederzeit spezifische Bilder im Sinne einer Provokation des Symptoms während einer Biofeedbacktrainingssitzung eingebaut werden. Der Patient lernt dabei, seine körperlichen Beschwerden und Angstreaktionen zu regulieren. Diese Möglichkeit bietet sich sowohl für die Therapie von Suchtkrankheiten, Raucherentwöhnung als auch für spezifische Phobien an, wie die folgenden Abbildungen zeigen.

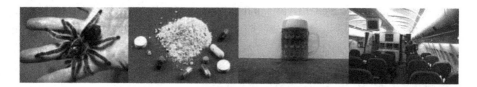

Abb. 33–36. Die Bilder stammen aus dem Therapieprogramm der Firma Insight Instruments. Sie sind in diesem Fall in die Biofeedbacksoftware bereits eingearbeitet

Die Technologie macht es möglich, individuelle Bilder oder eine bestimmte Musik in die Therapie einzubauen. Sie können diese noch durch entsprechende Texte, Suggestionen, Videos verstärken.

Schwellwerte

Die Einstellung von Schwellwerten, die über- oder unterschritten werden sollen, bieten viele weitere Möglichkeiten im Biofeedbacktraining, sowohl für den Therapeuten als auch für den Patienten. Ein bestimmtes Ziel durch Selbstregulation zu erreichen gibt eine Rückmeldung über die bereits erreichten Fortschritte, festigt das Vertrauen in sich selbst, stärkt den Selbstwert und öffnet den Weg zu den inneren Ressourcen. Die definierten Zielschwellwerte sollten allerdings erreichbar sein. Gestalten sie das Training einfach.

Hilfreiche Therapieschritte könnten sein:
1. Selbstregulation zu erlernen
2. Einen gewissen Schwellwert zu erreichen bzw. übertreffen, wie z. B. eine bestimmte Fingertemperatur im Handerwärmungstraining
3. Einen gewissen Schwellenwert nicht zu erreichen bei Erregung, wie z. B. bei Provokation den Hautleitwert und/oder die Muskelspannung unter Kontrolle zu halten

Bei jeder erreichten Schwellenüber- oder unterschreitung bietet eine rückgemeldete Belohnung einen besonderen Trainingsanreiz. Es kann sich dabei um Punkte handeln, um ein Video oder Musik, die abgespielt werden, oder Ähnliches.

Verhaltenssstereotypien, mangelnde Impulskontrolle, Tics

Verhaltenstherapeutische Maßnahmen und Selbstregulationstechniken, die Biofeedback inkludieren, können für Patienten mit mangelnder Impulskontrolle, Tics, Tourette-Syndrom, Zwangshandlungen eine große Hilfe darstellen. Diese Verhaltensmuster scheinen automatisch abzulaufen, unfreiwillig, und sind für viele stress- oder angstbezogen. Einige Störungen, wie zum Beispiel Ticstörungen, laufen unfreiwillig ab, können aber über eine geraume Zeit willentlich unterdrückt werden. Andere wieder, wie zum Beispiel Nägelbeißen, passieren unter willentlicher Kontrolle. Sobald der Patient sein Verhalten bewusst wahrnimmt, kann er es auch meist unterlassen.

Biofeedback ist in den verschiedensten Therapien als Mittel zur Wahrnehmungs- und Verhaltensschulung vielfach einsetzbar, und zwar in allen der angeführten Behandlungsansätze:

Stereotypisches Verhalten	Training zum Verhaltensstopp und -änderung
Angst/Stress	Entspannungstherapie
Mangelnde Selbstkontrolle	Ichstärke, Kontrollverhalten
Schwache somatische Wahrnehmung	Therapie zur Steigerung der Selbstwahrnehmung

In der Therapie wird zuerst die Wahrnehmung geschult und ein Bewusstsein dafür erzeugt, wie oft dieses Verhalten auftritt. Erst dann kann es gestoppt und verändert werden. Der Patient lernt Selbstregulation und Verhaltenskontrolle.

Zusammenfassung

Biofeedback unterstützt den Patienten im Rahmen der Psychotherapie in vielen Bereichen, besonders aber in folgenden Punkten:
⊛ innere Ruhe und Vertrauen finden

- Verständnis für den eigenen Körper und seine Reaktion aufbauen
- Selbstregulation und Selbstkontrolle erlernen
- Angst und Phobien überwinden lernen
- aus der Sucht aussteigen
- Tics und Zwangshandlungen beherrschen lernen
- Aussteigen aus dem Gefühl der Hilflosigkeit und des Ausgeliefertseins
- Selbstheilungskräfte aktivieren
- Verantwortung für die eigene Gesundheit übernehmen
- Stresstoleranz erhöhen
- Lebensenergie und -freude wiederfinden

Im therapeutischen Prozess wird durch Biofeedback vieles sichtbarer und transparenter. Der Therapeut erhält sowohl diagnostische Informationen als auch Unterstützung für den Prozess durch die Biofeedbacktechnik. Der Patient versteht und lernt leichter, die Compliance wird erhöht.

15 Grundsätze für die Anwendung von Biofeedback in einer psychosomatischen Psychotherapie
Don Moss, übersetzt von Birgit Kaas

Sigmund Freud beschrieb die Traumdeutung als den „königlichen Weg zum Unterbewussten" der Psychotherapie. Heutzutage kann die Psychophysiologie diesen königlichen Weg für Psychotherapeuten bereiten. Dieses Programm stellt 15 Leitprinzipien für den Gebrauch der Psychophysiologie in der Psychotherapie vor, einschließlich spezieller Techniken und Fallbeispiele. Des Weiteren möchte ich den Gebrauch von Biofeedback als Erweiterung der psychotherapeutischen Arbeit zeigen und auch die Arbeiten einiger Pioniere wie Sandor Ferenczi, Wilhelm Reich, Marjorie und Hershel Toomim und Ian Wickramasekera nennen, die zum Verständnis der potenziellen Rolle, die der Körper in der Psychotherapie spielen kann, beigetragen haben.

Seit langem gibt es eine Verknüpfung zwischen Psychophysiologie und Psychotherapie. Schon zu Beginn des zwanzigsten Jahrhunderts führte Carl Jung Wortassoziationstests durch, um Änderungen im kognitiven und emotionalen Zustand herbeizuführen und die daraus folgende Änderung im elektrischen Hautwiderstand zu messen (Jung 1918). Während des 20. Jahrhunderts entstand eine Anzahl an Schulen für Körpertherapie, einige davon entwickelten sich aus der Psychoanalyse – z.B. die Orgontherapie von Wilhelm Reich und die Gestalttherapie von Fritz Perl – und andere aus Yoga, Judo, chiropraktischen und naturheilkundlichen Traditionen (Moss & Shane 1998). Zur selben Zeit wurde aus dem wissenschaftlichen Studium von psychophysiologischen Beziehungen mehr und mehr eine exakte Wissenschaft.

Reich beschritt neue Wege in der psychoanalytischen Bewegung und zeigte, dass die menschliche Abwehr gegen schmerzhafte Emotionen zum Teil im Muskelsystem angesiedelt ist. Durch das Auflösen der muskulären Verspannungsmuster kann die emotionale Gesundheit wiederhergestellt werden (Reich 1927, 1933). F. M. Alexander war ein Schauspieler, der durch Beobachtung seines eigenen Stimmverlustes lernte, dass die Haltungs- und Bewegungsgewohnheiten korrigiert werden müssen, um körperlich dysfunktionale Gewohnheiten abzulegen.

Sobald die amerikanische Biofeedback-Bewegung die Technologie zur Beobachtung physiologischer Vorgänge brauchbar und leicht zugänglich machte, begannen Psychotherapeuten Methoden zu entwickeln, um die subtilen Körpersignale während der Therapie zu erfassen.

Im Folgenden möchte ich 15 Grundsätze beschreiben, von denen sich einige aus früherer Körperarbeit entwickelten. Sie können praktisch in der psychosomatisch orientierten Psychotherapie angewendet werden.

Grundsatz 1: Entspannungszustände erleichtern die Psychotherapie. Freud hat seine psychoanalytische Praxis anfangs mit Hypnose begonnen, später nahmen seine Patienten auf der Couch Platz. Der frühe Psychoanalyst Sandor Ferenczi empfahl Entspannungsübungen, um Hemmungen bei der freien Assoziation zu lösen. Beginnt man eine psychotherapeutische Sitzung mit einer kurzen Entspannungsübung, so steigt die Aufmerksamkeit, der emotionale Ausdruck wird gefördert und Hemmungen, welche die Therapie behindern, werden gelockert (Moss & Lehrer 1998). Wenn ein Patient emotionalen Schmerz blockiert oder nicht damit umgehen kann, reduziert Entspannung die Intensität des Leides und ermöglicht Akzeptanz.

Grundsatz 2: Die Beobachtung von Veränderungen im Körper führt zum Erkennen von defensiven oder hemmenden Verhaltensweisen. Was der Therapeut an Bewegungen, Körperhaltungen und Änderungen der non-verbalen Ausdrucksweise beobachtet, lässt auf die momentanen emotionalen und kognitiven Vorgänge im Patienten schließen. Plötzliche Veränderungen im Körper zeigen oft den Versuch, Gedanken, Gefühle und Impulse zu unterdrücken. Gewohnheitsmäßig verkrampfte und angespannte Muskulatur unterstützt die defensiven Aktionen des Geistes. Wiederholte und chronische Unterdrückung von Emotionen und Impulsen verursacht eine Abwehrhaltung in der Muskulatur (Wilhelm Reich 1927, 1933). Anna Freud (1936) meinte, dass körperliche Haltungen wie Steifheit und Starre, Eigenheiten des Wesens wie stereotypes Lächeln, höhnisches, ironisches und hochmutiges Benehmen Rückstände aus ehemals sehr aktiven Abwehrvorgängen sind, die sich von ihren Ursprungsituationen, dem Kampf mit Trieb oder Affekt, gelöst haben und zum ständigen Charakterzug, zur Charakterpanzerung, wie Reich es nennt, geworden sind.

Grundsatz 3: Die elektronische Überwachung der Körperfunktionen hilft, die Verbindung von Geist und Körper besser zu erkennen. Die Biofeedbackinstrumente erfassen physiologische Änderungen und Prozesse, die dem Beobachter nicht bewusst sind. Dadurch bieten sie den Therapeuten wie den Patienten Informationen über emotional wichtige innere Reaktionen. Die Darstellung der biologischen Signale vermindert während der Therapie den Widerstand, da der Patient das biologische Signal als „objektiv" wahrnimmt und seine Botschaft eher als Interpretationen des Therapeuten akzeptiert

Grundsatz 4: Mit Hilfe von Biofeedbackgeräten kann man maladaptive physiologische Reaktionen identifizieren. Maladaptive Antworten erfolgen unproportional zur auslösenden Situation, entweder übertrieben oder vermindert. Zusätzlich kann sich die Person oft nicht in einer adäquaten Zeit erholen, wenn der auslösende Stimulus vorbei ist. Wenn maladaptive Antworten erst einmal erkannt sind, kann man diese mit Hilfe von Biofeedback-Methoden umlernen und verändern. Toomim und Toomim (1975) verwendeten elektrodermales Biofeedback, um Muster von unproportionalen Reaktionen zu identifizieren. Des Weiteren zeigten sie, wie man mit Biofeedback-Übungen ein besseres Reaktionsmuster erreichen kann.

Grundsatz 5: Das Erkennen der Verbindung zwischen Körper und Geist erleichtert den psychotherapeutischen Fortschritt. Die psychophysiologischen Prinzipien besagen: "Every change in the physiological state is accompanied by an appropriate change in the mental emotional state, conscious or unconscious, and conversely, every change in the mental emotional state, conscious or unconscious, is accompanied by an appropriate change in the physiological state." (Green Green Walters 1970, 3) Die direkte Erfahrung dieser Einheit von Körper und Geist ermöglicht dem Patienten, sich zuvor unbemerkter Emotionen und Motivationen bewusst zu werden und diese anzuerkennen.

Grundsatz 6: Fehlen dem Patienten die Worte, kann der Weg über die Physiologie die Psychotherapie wieder ankurbeln. Auf der einen Seite hilft oft schon die Beobachtung von Körperhaltung und Muskelspannung, um in der Therapie weiterzukommen, auf der anderen Seite können auch direkte physische Interventionen wie Atemübungen, Ausrichtung der Statur und therapeutische Massage zu mehr Gesundheit führen. Generell ermöglicht Körperarbeit eine erweiterte Selbstwahrnehmung.

Grundsatz 7: Fehlt dem Patienten der Zugang zur physiologischen Ebene, führt oft eine psychologische Exploration weiter. Wenn man einmal mit Atemübungen, Biofeedback oder anderen körperorientierten Zugängen ansteht, kann man mit einer Diskussion der entsprechenden emotionalen Komponente die Basis für eine Veränderung der körperlichen Zustände schaffen.

Grundsatz 8: Der Mensch kann negative Emotionen aus dem Geist verdrängen, aber nicht aus dem Körper (Ian Wichramasekera 1988, 1998). Man kann vor sich selbst viele Emotionen und Wünsche verleugnen, aber der Körper wird unweigerlich Reaktionen zeigen, wenn diese angesprochen werden. Als Warnzeichen solcher unerkannter emotionaler Konflikte und Stressoren gelten eine Steigerung des Hautleitwertes, eine Änderung in der Atemfrequenz und -weise und eine Steigerung der Muskelspannung.

Fallbeispiel

Larry illustriert, dass man negative Emotionen aus dem Geist, nicht aber aus dem Körper drängen kann.

Er stellte sich als glücklichen Menschen vor, der zufrieden ist mit seiner Ehe und Familie. Er wirkte allerdings wütend und nachtragend und er verweigerte jegliche Diskussion, die nicht seinem starren Selbstbild entsprach.

Der Psychotherapeut beobachtete während der Sitzung die Variabilität von Hautleitwert und Herzschlag. Beide zeigten unverkennbare Reaktionen (Spitzen in dem Bereich der Very Low Frequencies), wann immer seine Ehe oder seine Frau erwähnt wurden. Diese Werte waren für Larry überzeugender als die Meinung des Therapeuten und er öffnete sich für diese „objektiven" Zeugen seiner unbekannten Gefühle. Im Rahmen seiner Therapie wurde so ein psychotherapeutischer Zugang durch die physiologische Ebene eröffnet.

Grundsatz 9: Wenn der Patient die physiologischen Parameter beobachtet, kann er von der Existenz und Bedeutung der subjektiven kognitiven und emotionalen Veränderungen überzeugt werden. Oft wird der Patient von einfachen Erkenntnissen überrascht: „Sie meinen, nur weil ich mich über meinen Partner aufrege, wird meine Atmung unregelmäßig und mein Herzrhythmus und meine Gehirnwellen ändern sich?" Die Darstellung der physiologischen Werte kann dem Patienten die effektive Wirksamkeit der Entspannungstechniken und hypnotischen Induktion aufzeigen und ihn von der Weiterführung der Therapie überzeugen.

Fallbeispiel

Nora ist ein Beispiel dafür, wie Biofeedback das Vertrauen in den Therapieprozess stärkt.

Nora ist eine 43-jährige Rettungssanitäterin und bei der Feuerwehr tätig. Arbeitsbedingt erlebte sie mehrere Traumata und litt an einem klassischen PTSD (posttraumatischen Stressbelastung). Die Symptomatik beinhaltete Alpträume, Flashbacks untertags und einen verstärkten Schreckreflex. Sie zeigte außerdem eine verminderte emotionale Spontaneität und zog sich vom sozialen Leben zurück, was auch zum Scheitern ihrer Ehe beitrug.

Noras Arbeitgeber empfahl ihr mehrmals, psychologische Hilfe aufzusuchen. Erst machte sie Fortschritte, aber dann hatte sie periodisch auftretende Flashbacks. Diese Rückschläge entmutigten sie und so brach sie die Psychotherapie einige Male ab. Während der Therapie zeigte Noras EEG deutliche Spitzen in der kortikalen Aktivität bei 28 Hz. Dieses Charakteristikum im EEG wird als Wiedererleben einer traumatischen Szene gedeutet. Im Rahmen einer hypnotischen Induktion flachte das EEG über das gesamte Spektrum ab, wobei auch die Spitze von 28 Hz verschwand. Als Nora die Veränderung in ihren Gehirnwellen sah, war sie von der Wirksamkeit der Therapie überzeugt. Sie war erstaunt: „Ich weiß, dass ich mich besser fühle, aber ich hätte nicht gedacht, dass es so einen sichtbaren Unterschied macht!"

Grundsatz 10: Eine Vielzahl an Biofeedback-Modalitäten kann therapierelevante Informationen liefern. Manche Patienten reagieren hauptsächlich mit dem Muskelsystem, andere mit dem Herz-Kreislauf-System, andere wiederum reagieren mit dem Gastrointestinaltrakt oder kognitiv.

Wenn es eine große Auswahl an physiologisch messbaren Werten gibt, dann kann der Therapeut spezifische Werte aussuchen.

Oft gebräuchliche Parameter sind:

- Oberflächen-Elektromyographie-Feedback (sEMG), um Muskelspannung zu erkennen
- thermales Biofeedback (TEMP), um die periphere Hauttemperatur zu messen
- elektrodermales Biofeedback (DER, SCL), um Änderungen im Hautleitwert oder des Hautwiderstandes zu erkennen
- respiratorisches Feedback (RFB), um die Atemrate, -amplitude und -art zu überwachen
- Elektrokardiogramm (EKG) und Photoplethysmograph (PPG), um Herzrate, Pulsvolumen und Herzratenvariabilität zu messen
- Elektroenzephalographie (EEG), um die Gehirnwellen und die Gebiete der Über- oder Unteraktivität zu beobachten

Alternativ dazu kann der Therapeut auch mehrere Parameter gleichzeitig überwachen, um die Stressantwort, die physiologische Aktivität und die Erholungsmuster zu erkennen.

Grundsatz 11: Die Grenzen zwischen psychophysiologischem Training und Psychotherapie sind verschwommen. Schon die traditionelle chinesische Medizin berichtet von der Wichtigkeit von Atemübungen zur mentalen Beruhigung: „Die Ruhe des Geistes reguliert ganz natürlich die Atmung und umgekehrt verursacht eine kontrollierte Atmung einen konzentrierten Geist." (Questions and Answers of Meisha, Yue Yanggui, Qing Dynasty, zitiert von Xiangcai, 2000, Seite 7) Heutzutage sind Atemübungen eine zusätzliche Komponente der Angsttherapie. Diese einfache Technik verhilft dem Patienten zu einer Kontrolle über die Angst und er kann sie bei Bedarf eigenständig anwenden. So kann der Patient sein Selbstvertrauen ohne zusätzliche Psychotherapie wiedergewinnen.

Ähnlich hilft auch das EEG-Biofeedbacktraining, eine frontale links-/rechtsseitige Asymmetrie der kortikalen Aktivität auszugleichen. Dies verbessert oft den Gemütszustand so schnell, dass die Patienten selbstständig weiterarbeiten, um die typischen therapeutischen Ziele wie Selbstbestätigung, Behauptung im sozialen Umfeld und geistige Neubewertung von Problemen zu erreichen.

Fallbeispiel

Susan zeigt, dass physiologisches Training manchmal eine Psychotherapie überflüssig macht.

Susan ist eine erfolgreiche Frau, die rasch die Karriereleiter eines mittelständischen Unternehmens erklomm. Sie litt unter einer Panikstörung mit Agoraphobie. Ihr psychophysiologisches Stress-Profil (PSP) zeigte ein flaches, unregelmäßiges und schnelles Atmen (22–30 Atemzüge/Minute). Ein Hyperventilationsversuch führt zu einer voll ausgeprägten Panikstörung. Nach 2 Sitzungen intensiven Atemtrainings beherrschte sie eine ruhige Zwerchfellatmung.

Susan kam zur nächsten Sitzung und berichtete, dass sie mit Hyperventilation und Zwerchfellatmung abwechselte, um sich auf die nächste Angstsituation vorzubereiten. Zum Beispiel hyperventilierte Susan im geparkten Auto, bis sie Angst bekam, dann entspannte sie sich wieder mithilfe der Atmung. Daraufhin konnte sie den Supermarkt ohne Panikattacke betreten.

Susan gewann rasch an Können und steigerte die Anzahl der Situationen, die sie meistern konnte, daher war keine Psychotherapie vonnöten.

Grundsatz 12: Die Fähigkeit, mit Stress umzugehen, erleichtert die Arbeit mit Symptomen. Biofeedback hilft dem Therapeuten, den Patienten den Umgang mit Stress zu lehren. Der Patient kann zwischen dem auslösenden Stressor und der entsprechenden Stressantwort unterscheiden. Mit Biofeedbacktraining übt der Patient eine veränderte und angepasste Antwort auf das nächste Auftreten desselben Stressors ein.

Grundsatz 13: Eine Vielzahl an grundlegenden Körper-Geist-Prinzipien ist leicht in die psychophysiologische Psychotherapie integrierbar. Die Stereotypie der Antwortmechanismen ist ein Beispiel dafür (Sternbach 1966). Wird ein Individuum Stress ausgesetzt, so ist die physiologische Antwort oftmals dieselbe, auch wenn die Art und Weise des Stresses variiert. Diese Stereotypie bestimmt die Art der verschiedenen stressbedingten Symptome; je länger diese stereotype Aktivierung besteht, desto wahrscheinlicher entstehen stressbedingte Krankheiten. Das Neuerlernen einer neuen und nicht stereotypen Stressantwort hilft bei der Wiederherstellung einer angepassten Handlungsweise.

Grundsatz 14: Psychophysiologische Kontrolle unterstützt eine Menge an Verhaltenstherapien und spezialisierten Interventionen. Verhaltenstherapeutische Interventionen wie zum Beispiel die systematische Desensibilisierung können durch physiologische Werte geleitet werden. Elektrodermales Feedback, thermales Feedback, die Atmung oder die Herzratenvariabilität geben Aufschluss darüber, ob der Patient sich entspannt, ob seine Angst anhält oder gar ansteigt. Zusätzlich kann die durch Biofeedback gestützte Entspannung die Erholung nach der Konfrontation mit dem angstauslösenden Reiz unterstützen.

Grundsatz 15: Die Psychophysiologie ist ein trojanisches Pferd, das den Patienten für die Psychotherapie öffnet. Dies gilt vor allem für Psychosomatiker, also Menschen, die unter körperlichen Problemen ohne messbare Pathophysiologie leiden. Diese Patientengruppe – mindestens 50 % aller Konsultationen in der medizinischen Grundversorgung – folgt meistens auch nicht der Überweisung an psychologische oder psychiatrische Spezialisten.

Biofeedback betont die physiologischen Mechanismen, die biomedizinische Darstellung der körperlichen Prozesse, bekräftigt den körperlichen Fokus des Patienten und reduziert so die defensive Haltung gegenüber einem psychologischen Verständnis des Beschwerdebildes. Sobald der Patient Biofeedback akzeptiert hat, können physiologische Entspannung, ein emotionales Bewusstsein und Selbsterkenntnis wachsen.

Zusammenfassung

Biofeedback und das Beobachten biologischer Parameter sind hilfreich, um im Patienten die Bereitschaft zur Selbsterforschung zu wecken, den Widerstand gegen die Therapie zu senken und ihn die Verbindung von Körper und Geist erkennen zu lassen. Der Therapeut und der Patient können mit der optischen Darstellung von körperlichen Signalen maladaptive und stereotype Antworten auf Stress identifizieren und dann in flexiblere und angepasstere Reaktionen umtrainieren. Das Beobachten der biologischen Werte während der Psychotherapie kann ein „Fenster zur Seele" öffnen – es macht den Therapeuten und den Patienten gleichsam aufmerksam auf spezifische Thematiken und Lebenssituationen, die körperliche Abwehrreaktionen hervorrufen.

Biofeedback
zur Aktivierung der Selbstheilungskräfte
in der Behandlung von Krebs

*Die Spielregeln des Lebens verlangen von uns nicht,
dass wir um jeden Preis siegen, wohl aber,
dass wir den Kampf niemals aufgeben!*
Viktor Frankl

Die Entwicklung einer Krebskrankheit ist nicht nur durch die Entstehung bösartiger Zellen bedingt, sondern auch durch die Unterdrückung der natürlichen Abwehrmechanismen des Körpers. Blicken wir auf das Immunsystem, dann stellt sich die Frage, was es denn hemmt, den Menschen einerseits anfällig für Krebs macht und andererseits seine Heilung verhindert oder verzögert. Schon Plato war sich im Klaren, dass Genesung mehr ist als nur die Bekämpfung von Ursache und Wirkung. Losgelöst von einer mechanistischen und reduktiven Denkweise des Ursache-Wirkungs-Mechanismus, sind sowohl die Auslöser als auch die Behandlung von Krebs multifaktoriell. Betrachten wir den Organismus ganzheitlich, so erkennen wir ein vernetztes biologisch-dynamisches System. Ist die Kommunikation zwischen den Zellen (Matrix: Grundsystem nach Pischinger) in ihrer Funktion eingeschränkt, kann der harmonische Kreislauf zusammenbrechen.

Bedeutend sind dabei
⊚ die psychische Verfassung,
⊚ der energetische Zustand,
⊚ aber auch die Prävention (Ausschaltung von Risikofaktoren) für die Entstehung von Krankheit, Heilung und/oder Erhaltung von Gesundheit.

Demzufolge kann eine Heilung/Gesundung/Besserung nur dann stattfinden, wenn die innere Harmonisierung wiederhergestellt wird, und zwar unter Ausschöpfung aller Möglichkeiten der Schulmedizin, der Ganzheitsmedizin und im Besonderen der psychoneuroimmunologischen Erkenntnisse.

Ein besonderer Betrachtungsaspekt liegt in der Koordination und der Verantwortlichkeit in der Zusammenstellung der verschiedenen Therapieansätze, die gleichermaßen auf den Schulmediziner, den Ganzheitsmediziner, den Therapeuten und den Patienten verteilt sind. Jeder von ihnen trägt seinen Teil zur Heilung und/oder Aktivierung der Selbstheilungskräfte bei. *„Doch wenn es den Patienten und den Ärzten nicht gelingt, eine innere Haltung einzunehmen, die die Therapie unterstützt und positive Erwartungen entstehen lässt, ist die Behandlung unvollständig."* (Simonton 2005)

Aktivierung der eigenen Ressourcen

Die Diagnose Krebs ist für die Betroffenen meist ein Schlag, der die Endlichkeit des Daseins ins Blickfeld rückt, gefolgt von der Angst vor Schmerzen und der Ungewissheit. Die Reaktion auf die Diagnose spannt den Bogen von Wut, Trauer, Verdrängung und Leugnung bis hin zur Akzeptanz und Annahme des Geschehens und Überlebenskampf.

Der Arzt Carl Simonton (2005) ist ein Vorreiter auf dem Gebiet der Aktivierung der Selbstheilungskräfte. Er gibt allen Betroffenen Mut, aktiv im Leben zu bleiben und die inneren Ressourcen zu stärken.

Lebensqualität, Verringerung von Schmerzempfinden, aber auch Heilung sind durch die Aktivierung der eigenen Selbstheilungskräfte möglich.

Neueren Studien zufolge gibt es keine Krebspersönlichkeit, doch bereits 1977 erkannte Dr. LeShan, dass es gewisse lebensgeschichtliche Entdeckungen gibt, die
vielen Krebspatienten gemein sind und die einen Einfluss auf die Bewältigung der
Krankheit haben, wie z. B.:

- sich in der Jugend vernachlässigt zu fühlen und/oder schwierige zwischenmenschliche Beziehungen
- große Hinwendung zum Beruf als tragende lebenserfüllende Säule oder Hinwendung zu nur einer Person
- schwer belastende Situationen, Kündigung oder Verlassenwerden
- Hineinfressen von Emotionen, Unfähigkeit, sich gefühlsmäßig auszudrücken

All das sind keine Erklärungen für das Entstehen von Krebs, aber beachtenswerte
Grundpfeiler, wenn es um die Aktivierung von Selbstheilungskräften geht. Psychische Blockaden hemmen den Heilungsprozess, weil sie der inneren Harmonie
entgegenwirken. Ungesunde Lebenseinstellungen und psychische Altlasten können einer Genesung und einer angepassten Lebensqualität genauso entgegenste-
hen wie das Übertragen der Verantwortung der individuellen Heilung auf den
Arzt und/oder Therapeuten. Innere Harmonie basiert auch auf dem Vertrauen zu
sich selbst, zu den eigenen Ressourcen.

Hoffnung und Erwartung erzeugen eine positive Einstellung dem Schicksal gegenüber. Sie werden vom limbischen System registriert und an den Hypothalamus
weitergeleitet, der die Hemmung des Immunsystems aufheben kann. (Stress und
Blockaden hemmen das Immunsystem.)

Sobald der Patient in das Gefühl der Hoffnung und des Glaubens eintritt, ist er
wieder im Fluss des Lebens, die Starre der Hilflosigkeit ist aufgehoben.

Visualisierungsübungen in Verbindung mit dem Vertrauen auf die eigenen
Fähigkeiten, die Selbstheilungskräfte mobilisieren zu können, unterstützen das
Immunsystem und wirken positiv auf die inneren Ressourcen. Die Aktivierung
erfolgt in einem Zustand der tiefen Entspannung, die den Körper in eine Position
der Ruhe und Erholung versetzt. Die Technik des Biofeedback unterstützt den
Patienten im Erlernen der Regenerationsfähigkeit. Darauf aufbauend beginnt die
eigentliche Arbeit mit dem Unbewussten/Unterbewussten, der Aktivierung der
Selbstheilungskräfte durch Visualisierung oder wertorientiertr Imagination (Böschemeyer 2005). In der Visualisierung wird mit Anweisungen an das Immunsystem gearbeitet, während in der wertorientierten Imagination die „inneren Ärzte"
(Personifizierung innerer Ressourcen) aktiv werden.

Die Arbeit mit inneren Vorstellungsbildern hat eine ungeheure Kraft und ist in
ihren kreativen Möglichkeiten nicht eingeschränkt. Viele Patienten befinden sich
in einer ängstlichen Erwartungshaltung, immer auf der Hut, ob sich die Krankheit verschlechtert, bessert oder der momentane Iststatus erhalten werden kann.
Es scheint so, als ob sie in der Zeit erstarrt sind. Wenn wir mit Visualisierungen
arbeiten, um mit unserem Inneren in Kontakt zu kommen, beginnt ein neuer Prozess des Heilens. Lerner (2000) beschreibt *Heilen* als inneren Prozess, wodurch
der Mensch wieder *heil* oder *ganz* wird. Er kann sich in allen Ebenen vollziehen,

der körperlichen, der emotionalen, der psychischen, der geistigen und der spirituellen. Was wir unseren Patienten vermitteln sollen, ist ein unerschütterlicher Glaube an und Vertrauen in sich selbst und die eigenen Möglichkeiten. Ein Patient, der seine Krebskrankheit überwunden hat, fasst seine Erfahrungen wie folgt zusammen: *„Ich habe eine Menge gelernt über meine Verantwortung für die Erkrankung und über meine Verantwortung für die Heilung, und ich habe erfahren, dass es bestimmte Techniken gibt, um die Kräfte, die jeder von uns in sich hat, zu entfalten."* (Simonton, S 32)

In diesem Sinne ist Heilung ein *Prozess* der Selbstentdeckung, der zur Selbstentwicklung führen kann. Ich möchte hier ein Zitat von Auden einfügen, das nicht nur für Krebspatienten stimmig sein kann, sondern für alle Menschen. Es macht uns bewusst, wie wichtig für uns das innere Feuer, die Lebenskraft und -freude sind. In meiner Psychotherapierichtung, der Logotherapie und Existenzanalyse ist diese Kraft der tiefe innere Lebenssinn, nach dem wir alle streben, der uns die Kraft gibt.

> *"Childless women get it*
> *and men when they retire –*
> *It's as though they needed some outlet*
> *for that foiled creative fire."*
> (Lerner 2000)

Neues Sinnerleben – Kraft schöpfen durch psychotherapeutische Begleitung

Der Psychiater Viktor Frankl prägte den Satz „Trotzdem Ja zum Leben sagen" und überlebte das Konzentrationslager durch Neuorientierung seiner Einstellung, angepasst an die Gegebenheiten. Seine darauf begründete Psychotherapierichtung Existenzanalyse und Logotherapie sieht den Menschen in seinem Sein unzerstörbar und sinnorientiert. Der tiefe Lebenssinn kann sich im Leben mehrmals verändern, er ist keine statische Größe, sondern lässt sich immer wieder neu entdecken. Besonders gefragt ist er in Zeiten schwerer Belastung, Krankheit oder Krisensituationen.

„Jede Affektlage begründet die Immunlage" ist die Basis der Psychoneuroimmunologie. Der Angst vor der Krankheit, der Unheilbarkeit und dem Tod muss der Schrecken genommen werden. Denn eine lebensbejahende seelische Verfassung, eingebettet in den eigenen tiefen Lebenssinn und die Schicksalshaftigkeit, kann als Motivator für den Erhalt der Lebensfreude und Lebensqualität im Krankheitsgeschehen selbst, aber auch für Heilung/Gesundung gelten.

Therapeutische Interventionen für onkologische Patienten

1. Ressourcenarbeit
   Regeneration
   RSA-/HRV-Training
2. Aufarbeiten und Loslassen von Emotionen (Leben mit der Diagnose, Schicksal annehmen, Vertrauen aufbauen)
3. Selbstheilungskräfte aktivieren
4. Schmerzmanagement

Ressourcenarbeit bringt uns in Kontakt mit unseren inneren Kräften. Der Körper ist eine Hochleistungsmaschine, ausgestattet mit Selbsterhaltungskräften und Regenerationsmechanismen. Ist der Organismus geschwächt, kann er eigenständig den Heilungsprozess nicht mehr durchführen – er braucht Hilfe. Was auch immer das Immunsystem geschwächt hat, es braucht in der Krebsbehandlung eine besondere Unterstützung, und zwar medizinisch und von innen heraus. Die medizinische Versorgung liegt in der Kunst der Ärzte; für eine Heilung oder Besserung von innen heraus ist jeder Mensch selber zuständig. Die Ressourcen dazu trägt jeder in sich. Je ruhiger und ausgeglichener ein Patient ist, desto mehr Verantwortung kann und will er für seine Gesundung übernehmen. Er wird mehr auf seine körperlichen und psychischen Grenzen achten und sich mit seinen Ärzten über mögliche Therapien und Medikamente unterhalten. Die Effizienz der Medikamente kann davon abhängen, denn der Patient beteiligt sich aktiv an seinem Heilungsprozess.

Um die *Selbstheilungskräfte* aktivieren zu können, braucht der Körper verschiedene Voraussetzungen. Zuerst einen Zustand der tiefen *Regeneration*. Gerade die hat er aber in den meisten Fällen verlernt, weil ja gerade die *Diagnose Krebs* Stress im Körper und der Seele verursacht und sich belastend auf das gesamte familiäre Umfeld auswirkt. Wie wir wissen, verändert chronische Belastung den gesamten Prozessablauf im Körper. Es ist daher notwendig, Ruhe im Körper zu schulen, das heißt, das parasympathische System zu unterstützen bzw. wieder zu aktivieren. *Atem-, Temperatur-* und *RSA-Training* (*HRV*-Training; eine mitschwingende Depression verringert die Herzratenvariabilität) eignen sich dazu als Einstieg sehr gut.

EMG-Biofeedback hat hier eine große Bedeutung, und zwar wenn Schmerzen vorhanden sind und/oder Angst. Angst kann die Entstehung von Krebs induzieren. Im EMG-Training lernt der Patient, keine unnötige Spannung (Dysponesis) zu halten, sondern loszulassen.

Im *Hautleitwerttraining* lernt der Patient auch mentales Loslassen. Allerdings gehört zuerst das Aufarbeiten und Loslassen von Emotionen dazu. Jede Krebsdiagnose ist ein Trauma, das schwere seelische Belastungen, vor allem Angst vor Schmerzen, Hilflosigkeit, Leid und Tod, mitbringt. Diese werden entweder unterdrückt (Hautleitwert ist nicht oder nur gering messbar, nicht fluktuierend – blockiert) oder frei floatierend, hoch reaktiv messbar (auch mit großen Unterschieden links/rechts). Antidepressiva sind bei den Biofeedbackmessungen zu berücksichtigen!

Im Zustand der Regeneration schaltet der Körper auf Leerlauf. Er benötigt keine Energie für Muskelspannung oder anstrengende Denkprozesse. Jetzt ist er in der Lage sich auf Heilung und/oder Besserung zu konzentrieren. In Visualisierungsübungen lernt der Patient dann seine Selbstheilungskräfte zu aktivieren. Er tut dies in Form einer aktiven Vorstellung, denn im Körper liegt eine tiefe Weisheit; er weiß schon, was er machen soll. *Wichtig ist das Vertrauen, dass er es auch kann!*

„Im Wesentlichen ist die Visualisierung ein Zustand vollkommener Entspannung (Regeneration; Anmerkung des Autors), in dem sich der Patient das ersehnte Ziel oder Behandlungsergebnis bildlich vorstellt. Beim Krebspatienten bedeutet dies: er soll versuchen, sich die Krebswucherung und ihre Zerstörung durch die Behandlung, vor allem aber die natürlichen Abwehrkräfte des Körpers im Kampf gegen den Krebs bildlich vorzustellen." (Simonton, S 13 f)

In der wertorientierten Imagination nach Böschemeyer lernt der Patient, in Kontakt mit seinen inneren Ärzten zu treten. Aber auch bei dieser Methode ist es notwendig, sich vor der Imagination auf innere Ruhe einzustellen, um der Seele freien Lauf lassen zu können. Simonton lässt die Patienten in einem späteren Therapieverlauf in Kontakt mit ihrem inneren Ratgeber treten, als Bindeglied zu ihrer inneren Welt, ihren Ressourcen, ihrer Intuition.

Diese Meditations-/Regenerations-/Visualisierungsverfahren helfen dem Patienten auf verschiedenste Weise. Sie sind einerseits eine *emotionszentrierte* Bewältigungsstrategie, die das Unbehagen, das durch die Krankheit entstanden ist, verringert. Andererseits fördert Meditation *inneres Wachsen und stärkt die Persönlichkeit*. Selbstvertrauen und innere Ruhe können sich entwickeln. Weiters ist ihr Einsatz für *Heilungsprozesse* unbestritten. (Kuno MD 2002, S 130)

Ein Schwerpunkt in der therapeutischen Praxis ist die Arbeit mit der Angst. Der Patient muss lernen, sich davon körperlich zu befreien und seine Krankheit psychisch anzunehmen, der Angstblockade zu entkommen, Vertrauen in sich wieder aufzubauen, positiv in die Zukunft zu blicken, aber auch sich mit dem Tod auseinanderzusetzen.

Im *Schmerzmanagement* ist Biofeedback zum Erlernen von Selbsthypnose nicht mehr wegzudenken. In einer Langzeitstudie wurden Kinder 10 Jahre nach ihren Krebsleiden befragt, was ihnen am meisten geholfen hat während ihres Spitalsaufenthaltes. Übereinstimmend waren es Selbstregulationstechniken, die tiefe Zwerchfellatmung und spezielle Entspannungstechniken. Leora Kuttler, Professorin an der Universität von Vancouver, bezeichnet diese Techniken auch als entscheidende Hilfe für Kinder und Jugendliche, die am Ende ihres Lebens angekommen sind. Sie war es auch, die mich vor Jahren durch ihren hinreißenden Vortrag über ihre Arbeit mit krebskranken Kindern überzeugt hat, dass hier noch viel getan werden kann, um das Leid der Patienten zu lindern.

Das Leib-Seele-Konzept

Simonton geht bei seinem Modell von der Annahme aus, dass psychischer Stress das Immunsystem des Menschen so schädigen kann, dass dadurch die Möglichkeit einer Krebserkrankung steigt. In der therapeutischen Praxis bestätigt es sich immer wieder, dass der Erkrankung schwere Belastungszeiten vorausgehen. Es ist nicht das Stressereignis selbst, sondern die individuelle Reaktionsweise und Bewertung des Geschehens, die den Menschen in Depression, Verzweiflung, Hoffnungs- und Hilflosigkeit führt. *„Körper und Geist sind eine Einheit, jede bewusst oder unbewusst erzeugte Veränderung des geistig emotionalen Zustandes erzeugt eine Veränderung des physiologischen Zustandes und umgekehrt. … Die Biofeedbackforschung erbringt die ersten medizinisch nachprüfbaren Hinweise darauf, dass geistige Kräfte sowohl Krankheiten zu heilen als auch hervorzurufen vermögen. (Simonton S 44)*

Das Zentrum der Emotionen ist das *Limbische System*. Es ist für alle Aktivitäten des Organismus zuständig, die die Selbsterhaltung aufrecht halten. Es sendet Informationen zu zwei wesentlichen Protagonisten, dem Hypothalamus und der Hypophyse. Der *Hypothalamus* ist am meisten empfänglich für emotionalen Stress und wirkt auf das Immunsystem. Die *Hypophyse* wiederum kontrolliert die Tätigkeit der endokrinen Drüsen.

Das *Immunsystem*, das darauf spezialisiert ist, krebsartige Zellbildungen einzuschließen und zu zerstören, wird durch chronischen Stress gehemmt. Die Hypophyse produziert bei Stress vermehrt Hormone, die das hormonale Gleichgewicht stören. Ein Ungleichgewicht der Nebennierenhormone soll zu einer größeren Anfälligkeit für Krebs führen. Dadurch können sich anomale Zellen ausbreiten, während das Immunsystem in seiner Arbeit beeinträchtigt ist. Die Möglichkeit für ein Tumorwachstum ist damit gegeben (Simonton S 123 ff).

Was können wir Therapeuten mit unserer Arbeit bewirken und welche Stellung hat Biofeedback dabei?

In der Abbildung wird deutlich, dass Biofeedback dem Patienten helfen kann, die körperlichen Voraussetzungen für eine Heilung zu schaffen, denn nur ein ruhiger Körper in Balance kann sein Immunsystem wieder stärken. Verringert sich die psychische Belastung, stellt sich das hormonale Gleichgewicht wieder ein, die große Produktion von Tumorzellen wird gebremst.

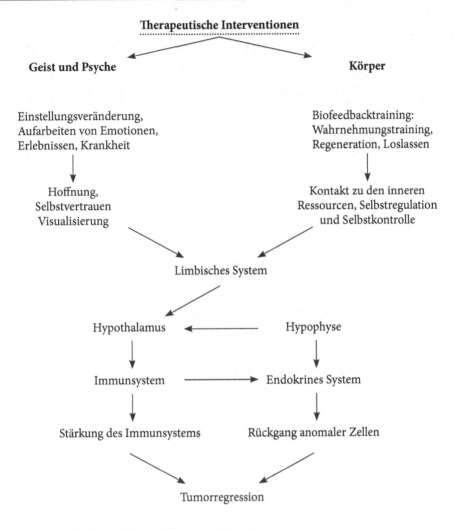

Therapeutische Interventionen

Geist und Psyche   **Körper**

Einstellungsveränderung,
Aufarbeiten von Emotionen,
Erlebnissen, Krankheit

Biofeedbacktraining:
Wahrnehmungstraining,
Regeneration, Loslassen

Hoffnung,
Selbstvertrauen
Visualisierung

Kontakt zu den inneren
Ressourcen, Selbstregulation
und Selbstkontrolle

Limbisches System

Hypothalamus   Hypophyse

Immunsystem   Endokrines System

Stärkung des Immunsystems   Rückgang anomaler Zellen

Tumorregression

Abb. 37. Leib-Seele-Modell, modifiziert nach Simonton

Zusammenfassung

Die Technik des Biofeedback ermöglicht es dem Patienten, seine Wege zu den inneren Ressourcen bewusster und klarer zu gehen. Die Zusammenhänge zwischen Körper—Psyche—Geist spiegeln sich in den messbaren Parametern wider, ihre Veränderungen zeigen das mögliche Potenzial auf, bestärken den Patienten in seinem Bemühen, durch Selbstregulation seine Selbstheilungskräfte wieder zu aktivieren.

Nicht immer ist Heilung möglich, eine Steigerung der Lebensfreude, der Lebensqualität und auch eine Lebensverlängerung aber in sehr vielen Fällen.

Biofeedback und Neurofeedback bei Tinnitus

Zweifle nicht am Blau des Himmels
wenn über deinem Dach dunkle Wolken stehen.
Japanisches Sprichwort

Sehr oft ist Stress ein Auslöser für Tinnitus oder einen Hörsturz. Bei Belastung kommt es zu einer Verengung (Vasokonstriktion) von Gefäßen. Die Versorgung mit Sauerstoff und Blut ist dann oft nicht zu 100 % gewährleistet. Dann ist es besonders wichtig, so schnell wie möglich an seiner eigenen Stresstoleranz zu arbeiten. Nicht nur die tägliche Arbeitssituation, auch seelische Belastungen können die Beschwerden verstärken. Je mehr ein Patient belastet ist, desto sensibler reagiert er auf sein Ohrgeräusch. Es rückt immer mehr in den Vordergrund und der verzweifelte Versuch, den Tönen zu entkommen, steigert die Hilflosigkeit und das Gefühl der Ausweglosigkeit. Stress- und Emotionenmanagement sind aus diesem Grund ein integrativer Bestandteil der Therapie.

In der therapeutischen Praxis zeigen manche der betroffenen Patienten eine hohe Grundspannung im Gesicht, im Hals-, Nacken- und Schulterbereich. Diese Muskelverspannungen können zu Durchblutungsstörungen im Kopfbereich führen. Verkrampfungen speziell im oberen Halswirbelbereich führen zu einer Irritation der Arteria (verminderte Durchblutung) (Piskering 2005) und des Nervus vertebralis. Entspannungstechniken sind aus diesem Grund ein wesentlicher Bestandteil der Tinnitustherapie. Doch es ist nicht nur die Entspannung alleine, sondern auch ein ruhigerer Lebensstil, der mit den Patienten/Klienten erarbeitet wird.

In der Therapie sind 3 Säulen wesentlich:
1. Wahrnehmungstraining: Entspannung und Entkrampfung
2. Loslassen und Auseinandersetzen mit der Angst vor dem Ohrgeräusch
3. Aufmerksamkeitsumlenkung

Um Entspannung und Entkrampfung zu schulen, ist vielfach die Progressive Muskelentspannung nach Jacobson in den gängigen Therapiekonzepten vorherrschend. Tinnitus-Retrainings-Programme legen ihren Schwerpunkt in die Aufmerksamkeitsumlenkung – weg vom störenden Ohrgeräusch. Es ist notwendig, loslassen zu können, bevor man sich darauf fokussiert, mit seiner Aufmerksamkeit auf Reisen zu gehen, sich abzulenken.

Gosepath (2001) legt in ihrer Studie darauf Wert, dass die Patienten, die sich einem Training mit Neurofeedback unterziehen, vorher eine Retrainings-Therapie absolviert haben.

Biofeedback und Wahrnehmungstraining – Entkrampfen und Loslassen

Die Technik des Biofeedback zeigt die Istsituation der Reaktion des Körpers auf Stress und Belastung (emotional und muskulär) am Computerbildschirm an. Der betroffene Patient lernt nicht nur seine Muskulatur zu entspannen, sondern er erfährt während des Trainings auch, wie Gedanken, Gespräche oder Erinnerungen sichtbare Veränderungen auslösen können. – Nervensystem, Willkürmotorik und limbisches System (Sitz der Gefühlswelt) sind über die Formatio Reticularis miteinander verknüpft und somit auch Denk- und Reaktionsweisen.

Distanz und Ruhe finden

Viele kleine Schritte führen zu Ruhe und Gelassenheit
1. Entspannen
2. Loslassen
3. Regenerieren

Diese 3 Schritte gelten sowohl für die Gedankenwelt als auch für den Körper. Sie unterscheiden sich erheblich voneinander. In einem ersten Schritt erlernt der Patient sich zu entspannen. Dabei ist es vorrangig, der Atmung ein besonderes Augenmerk zu schenken und einer Hyperventilation, wie sie bei Stress auftritt, entgegensteuern zu lernen.

Erst dann ist Muskelentspannung (Muskelbiofeedback-Training) möglich, da sich bei einer korrigierten ruhigen Atmung der Energiebedarf des Körpers verringert, d. h. der Puls wird langsamer, das Gefäßsystem verliert die Verkrampfung und beginnt sich zu öffnen. Dieser Teil ist der Beginn des Loslassens, wo langsam auch das beschäftigte Gehirn zur Ruhe kommen kann, die Gedanken langsam stoppen und es dem Patienten gelingt, aus dem aktuellen Geschehen auszusteigen. Fast alle Tinnitus-Patienten, die meine Praxis aufgesucht haben, zeigten eine deutlich erhöhte Spannung im Nacken-, Hals-, Schulterbereich. Im EMG-Training lernen die Patienten die progressive Muskelentspannung nach Jacobson mit Feedback.

Der Körper beruhigt sich und die eigentliche Regeneration kann einsetzen. Mit Biofeedback wird eine bestimmte Ruhe der Herzfrequenz trainiert – *Herzratenvariabilitätstraining*. Es wird ein Gleichklang der Atmung mit der Pulsfrequenz geübt. Die Herzratenvariabilität sinkt messbar bei Belastung, Depression, chronischem Stress uvm. Sie ist ein Indikator für die Stressresistenz des Körpers, je höher die Herzratenvariabilität, desto flexibler passt sich der Organismus an Belastungen an.

Innere Ruhe und Stabilität sind der 1. Schritt, um zu einer notwendigen Distanz zum ungewünschten Ohrgeräusch zu gelangen. Ein ruhiger Körper lässt sich leichter ablenken, ist für neue Techniken und Strategien offener.

Der Therapeut fügt die einzelnen Lernschritte für die Patienten ganz individuell zusammen.

Biofeedback erlaubt den Betroffenen, einen schnelleren Zugang zum eigenen Körper zu erhalten, steigert die Wahrnehmung und Sensibilität für ungewollte Veränderungsprozesse wie Stress und Anspannung. Sie lernen Selbstregulation und Loslassen ohne Angst. Angst vor dem Ohrgeräusch hält die betroffenen Personen unnötig verkrampft und unter Druck. Unter Druck ist aber Ab-/Umlenkung nicht möglich.

Darauf aufbauend ist es sinnvoll, psychotherapeutische Interventionen zu setzen, um die nötige emotionale Distanz zum „Feind Tinnitus" zu erarbeiten. Der Weg führt von einem verzweifelten oder aggressiven Gegeneinander zu einem freundlichen Nebeneinander.

Alte Denkmuster werden überarbeitet und der Grundstein für neue Sichtweisen gelegt.

Das Ziel der *Psychotherapie* ist es, die Betroffenen darin zu unterstützen, wieder neuen Lebensmut zu erhalten. So wie Frankl sein Buch „Trotzdem Ja zum Leben sagen" nannte, gibt es ein Leben trotz Tinnitus.

Neurofeedback

Neurofeedback ist zwar zeitaufwändig, aber in der Therapie des Tinnitus Erfolg versprechend. Es erlaubt den Patienten, Einfluss auf ihre Hirnaktivität zu nehmen. Ausgangspunkt sind Schrittmacherzellen im Thalamus. Sie stehen über Neuronen in einem elektrischen Schwingungskreis mit dem Neokortex in Verbindung. Störungen im Schwingungskreis führen zu Veränderungen in der Erregungsausbreitung oder -rückbildung (peripher oder zentral). Man geht davon aus, dass diese Veränderungen zur Wahrnehmung von abnormen Tönen führen kann. Mit Neurofeedback bietet sich eine Möglichkeit, auf diese Veränderung Einfluss zu nehmen (wie auch bei Hyperaktivität und Epilepsie).

Neurofeedback meldet zentralnervöse Vorgänge im Gehirn am Computerbildschirm akustisch und visuell zurück. Das Ziel ist es, die Aufmerksamkeit bewusst vom Symptom Tinnitus weg lenken zu lernen sowie „Ruhe im Kopf" zu erzeugen. Studien weisen darauf hin, dass bei Patienten mit beidseitigem Tinnitus ein verringerter Anteil von Entspannungswellen nachzuweisen ist. Subjektiver Tinnitus (ohne spezifische Funktionsstörung) stellt sich als Phantomschall dar, als akustische Wahrnehmung ohne Schallquelle und veränderte zentralnervöse Prozesse im Gehirn.

Alpha-Beta-Training

Gosepath (2001) hat gezeigt, dass bei Tinnitus eine gezielte Neurofeedback-Therapie Sinn machen kann. Allerdings sollten die Patienten zuerst ein gezieltes Wahrnehmungs- und Biofeedbacktraining absolvieren, um über Grundlagen der Selbstregulation und innerpsychische Prozesse Bescheid zu wissen.

Patienten, die nicht länger als 1 Jahr (bis 33 Monate) unter Tinnitus litten, erzielten eine Verbesserung ihrer Beschwerden dadurch, dass sie auf P4 ihre Alpha-Amplituden steigern konnten. Patienten, die bereits länger (bis 7 Jahre) unter ihrem Tinnitus litten, erzielten ihre Verbesserung durch eine Reduktion von Beta. Als Therapeut erscheint mir das sehr verständlich, denn je länger das störende Geräusch den Menschen negativ beeinflusst, desto höher auch die Grundaktivierung. Es wird auch von Patienten bestätigt. Sie fürchten die Entspannung, das Loslassen, aus Angst vor einer Verstärkung des Tinnitus. Dadurch steigt natürlich auch die innerliche Spannung an, und zwar auf allen Ebenen.

In der Tinnitus-Therapie hat sich eine Kombination folgender Möglichkeiten als hilfreich für den Patienten erwiesen:

1. *Wahrnehmungs- und Entspannungstraining*
   a. Atemtraining; RSA-Training (Respiratorische Sinusarrhythmie)
   b. EMG-Muskelentspannungstraining: Es kann eine bestimmte Schwelle vorgegeben werden, bis zu der der Patient einen bestimmten Muskel anspannt, die Spannung 2–3 ruhige Atemzüge lang hält und dann wieder loslässt. Wichtig beim Training ist, dass der Patient lernt,
      ◉ nur den oder die vereinbarten Muskel(n) anzuspannen, und darauf achtet, dass alle *nicht* benötigten Muskeln *locker* bleiben
      ◉ dass der Patient *ruhig weiteratmet*, während er seinen Muskel anspannt.
      Achten sie beim Loslassen darauf, dass der Muskel genügend Zeit zur Regeneration hat – nicht sofort wieder anspannen lassen!
   a. Handerwärmungstraining
   b. Herzratenvariabilitätstraining: besonders zu empfehlen bei einem SDNN-Wert unter 100 (siehe Kapitel Herzratenvariabilität) und zum Erlernen von Regeneration.

2. *Einstellungsveränderung:*
   a. weg von der Angst, hin zu einer Akzeptanz des Tinnitus (Feind als Freund)
   b. Visualisierungsübungen in Kombination mit Ruheübung, Entspannung, Distanzierung vom Symptom etc.
   c. Emotions- und Stresskontrolle

3. *Neurofeedback*
   ◉ 15 Therapiesitzungen, *P4* bei Ableitung mit einer Elektrode zur Steigerung von Alpha und/oder Reduktion von Beta (nach Gosepath)
   ◉ 10–15 Therapiesitzungen *Langsame Potenziale* (slow cortical potentials) zur allgemeinen Erregungskontrolle im Gehirn (siehe Kapitel Neurofeedback bei Epilepsie)

Zusammenfassung

Eine Kombination von Biofeedback, Neurofeedback und therapeutischen Interventionen hat sich in der Therapie des Tinnitus bewährt. Im Biofeedback stehen gezielte Wahrnehmungsschulung, Entspannungstraining und Regeneration im Vordergrund. Bewährt haben sich EMG-, Handerwärmungs- und HRV-Training. Therapeutische Maßnahmen umfassen die Aufarbeitung der eigenen Stress- und Belastungsgeschichte, eine Einstellungsveränderung und Akzeptanz des Tinnitus.

Neurofeedback ermöglicht das Erlernen von Selbstregulation durch Erregungskontrolle im Gehirn.

Erfahrungsbericht eines Tinnituspatienten

Nach einem recht lauten Knall zu Sylvester hatte ich am nächsten Tag beim Schlucken
auf beiden Ohren ein Knacksen und einen recht lauten und sehr unangenehmen
Pfeifton.

Die Ärzte diagnostizierten damals ein Knalltrauma und verordneten mir eine In-
fusionstherapie, die allerdings nur geringe Besserung in Bezug auf die Ohrgeräusche brachte. Auch Akupunktur und Besuche beim Homöopathen brachten
keinerlei Verbesserungen, im Gegenteil, die damalige Situation war sehr unange-
nehm, das Pfeifen war durchdringend und zermürbend.

Durch eine hyperbare Sauerstofftherapie verbesserte sich damals das durch das
Knalltraume bedingte, verzerrte Hören, auf den Tinnitus hatten diese Behand-
lungen jedenfalls genauso wenig Auswirkung wie die 10 Hypnosesitzungen, die
ich im Verlauf des Jahres probierte. Eine zeitweise Verbesserung erbrachte hingegen erstmals das Autogene Training. Während einer speziellen Retraining-Psy-
chotherapie lernte ich gegen Ende des ersten Jahres die theoretischen Grundlagen für die Bewältigung der Ohrgeräusche.

Körperlich entspannen konnte ich mich zu diesem Zeitpunkt bedingt durch regelmäßiges Autogenes Training bereits recht gut, allerdings war ich aber immer
auf der Suche nach DER speziellen Vorgehensweise, um den Tinnitus in den Griff
zu bekommen und die Ohrgeräusche damit zu überhören.

Eher durch Zufall las ich dann von Biofeedback und wollte eigentlich nur das
Knacksen im Ohr loswerden. Also vereinbarte ich einen Termin und ging eher
neugierig als erwartungsvoll zu meiner ersten Biofeedbacksitzung.

Nach einem ersten klärenden Gespräch wurde nun ein Test gemacht, wie sehr
ich mich bereits entspannen konnte und in welchem Zustand sich meine mentale Gesamtkonstitution befand.

Da diese Ergebnisse schon recht vielversprechend waren, konnten wir nun gezielt an ein Training herangehen.

Körperliche Entspannung alleine ist zu wenig, nur durch geistig emotionales
Loslassen konnte ich einen Zustand erreichen, der es mir gestattete, die Ohrgeräusche erfolgreich zu vergessen.

Wie sehr geistige bzw. emotionale Stresszustände vorlagen, konnte ich jedes Mal
an den gezackten Herzkurven beim Herzkohärenztraining erkennen. Dabei wurde mir am Finger ein Clip befestigt, der den Herzschlag, die Erwärmung der Blutgefäße usw. aufzeichnete. Auf einem Computerbildschirm wurden diese Werte
an Hand einer Linie, die ähnlich der eines Oszilloskops war, sichtbar gemacht.
War diese Linie am Anfang eines jeden Trainings noch sehr chaotisch, lernte ich
allmählich immer rascher, wie ich alleine durch regelmäßiges Atmen diese Linie
in einen gleichmäßigen Verlauf bringen und einen kohärenten Herzschlag erreichen konnte. Da ich Gelegenheit hatte, mir eine derartige Software samt Gerät
einmal auszuleihen, hatte ich nun eine perfekte Gelegenheit gefunden, um

1. täglich zu üben
2. herauszufinden, warum mich an manchen Tagen die Ohrgeräusche massiv nervten, an anderen Tagen weitaus weniger und warum ich sie zeitweise vergessen konnte.

Erkenntnisse des Biofeedbacktrainings:

Ich lernte eine neue Seite an mir selbst kennen, nämlich dass ich nie so entspannt war, wie ich dachte, und dass ich mir selbst den größten Stress verursachte.

Die Erwartungshaltung, die ich an mich selbst hatte, war wunderbar dazu angetan, mir selbst sehr erfolgreich das Leben schwerzumachen.

Nun sah ich also, wie sehr ich selbst mein emotionales Wohlbefinden beeinflusste, und recht rasch lernte ich, derartige Vorsätze oder Gedanken fallen zu lassen.

Außerdem hatte ich nun erstmals den Beweis, dass sich die Emotionen in direktem Verhältnis zur Intensität der Wahrnehmung der Ohrgeräusche befanden. Vor allen Dingen aber konnte ich meinen emotionalen Status in den folgenden Wochen selbst überprüfen.

Was ich recht bald bestätigt fand, war meine Vermutung, dass mein emotionales Leben zu den Zeiten, an denen mich meine Ohrgeräusche besonders nervten, tatsächlich kein bisschen ausgeglichen war.

Trotzdem gelang es mir in den folgenden Wochen mit Hilfe des Trainings, nun zusehends von den Ohrgeräuschen Abstand zu gewinnen. Zuerst tageweise, dann wochenlang, danach ein ganzes Monat lang.

Bereits nach 7 Monaten war ich schließlich soweit, dass mich die Ohrgeräusche monatelang überhaupt nicht mehr störten.

Selbstverständlich gibt es auch heute weiterhin immer wieder Tage, an denen mich die Ohrgeräusche nerven, nur erkenne ich die auslösenden Situationen immer besser und versuche, sie soweit wie möglich zu vermeiden. Außerdem gelingt es mir dank des Biofeedbacktrainings nun immer besser, die Ohrgeräusche emotional nicht mehr an mich heranzulassen, wodurch ich selbst in diesen Situationen eine wesentliche Erleichterung erfahren habe und zusammen mit dem Entspannungstraining kann ich gerade in diesen emotional belastenden Situationen gedanklich immer wieder loslassen, sodass ich sie letztendlich immer wieder überhöre.

A. P.

Das Alpha-Theta-Training
– The Twilight State

Knut Berndorfer

Einleitung

Das Alpha-Theta-Training ist eine Form des Neurofeedback. Es verwendet eine moderne Technologie, um Zustände geringer Aktivierung zu erreichen und über eine längere Zeitdauer aufrecht zu erhalten. Konkret ermöglicht es einem Menschen, für längere Zeit an der Grenze zwischen Wachsein und Schlaf zu bleiben. Es hat viele Ähnlichkeiten mit „sensory deprivation", bestimmten Formen der Meditation und der Selbst-Hypnose.

Geschichte

Dieser Zustand an der Grenze zwischen Wachsein und Schlaf hat eine lange Geschichte. Die Schamanen nutzten ihn für Heilungen, Asklepius nannte ihn den „Göttlichen Schlaf" und es gibt viele konkrete Beispiele wie Friedrich Kekule und Thomas Edison (Robbins 2000), dass die Intuition in dieser Grenze zum Unbewussten besonders ausgeprägt ist. Elmer Green, dem wir das Alpha-Theta-Training verdanken, hat es zuallererst als Training zur Steigerung der Kreativität gesehen. Im Rahmen der Psychotherapie hat es Thomas Budzynski zur Beeinflussung des Unbewussten verwendet (Robbins 2000). Bekannt wurde es vor allem Anfang der 90er Jahre durch die Arbeit von Peniston und Kulkovsky mit Alkoholabhängigen (Peniston et al. 1999). In neuerer Zeit hat es John Gruzelier (Gruzelier et al. 2003) zur Steigerung der Kreativität von Musikern verwendet.

EEG-Grundlagen

Das EEG (Elektroenzephalogramm) kann in verschiedene Frequenzbereiche unterteilt werden, denen bestimmte subjektive Erfahrungen zugeordnet werden können. Dabei entspricht den höheren Frequenzen ein Fokus der Aufmerksamkeit nach außen, den niedrigeren Frequenzen einer Aufmerksamkeit nach innen (siehe Tabelle 2).

Der Theta-Zustand und die Phänomologie des Einschlafens

Die Grenze zwischen Wachsein und Schlaf – oder kurz der Theta-Zustand – ist keine scharfe Grenze, sondern eher ein Bereich. Das lässt sich am besten durch die Phänomenologie des Einschlafens veranschaulichen. Der Anfang lässt sich durch zunehmende Müdigkeit und Schläfrigkeit beschreiben – unser Denken verliert seine Klarheit und wird zunehmend unzusammenhängend und traumartig. Manchmal tauchen wir ein in bizarre Bilder – ein Gesicht, eine Szene –, es kommt zu hypnagogischen Bildern, einem Kennzeichen des Theta-Zustands. Normalerweise durchlaufen wir diese Phase in einer kurzen Zeitspanne von einigen Minuten, bis wir in Schlaf fallen.

Tabelle 2. Frequenzbereiche des EEG und subjektive Empfindungen

Frequenzbereiche	Frequenzen	Subjektives Befinden
Hohes Beta	22–30 Hz	Korrelation mit Angst, Grübeln wennn dominant
Niedriges Beta	15–18 Hz	Fokus auf Außenwelt, aktives Denken
SMR: Senso-Motorischer Rhythmus	12–15 Hz	Körperliche Ruhe und ruhiger Fokus
Alpha	8–12 Hz	Entspannte Aufmerksamkeit oder Unachtsamkeit – Brücke zwischen innen und außen
Theta	4–8 Hz	Fokus nach Innen, schläfrig, hypnagogische „Bilder", unbewusstes Material
Delta	1–3 Hz	Tiefer Schlaf

Der Übergang von Wachheit zu tiefem Schlaf wird durch 4 Stufen und deren entsprechende EEG-Charakteristika beschrieben. Am Beginn sind die Alpha-Wellen in der Überzahl mit einer Beimischung der anderen Frequenzbänder. Bei zunehmender Schläfrigkeit sinkt die Alphaaktivität sowohl in der Amplitude als auch in der Frequenz bis zu einer Schwelle, an der die Thetaaktivität die Alphaaktivität übersteigt (crossover point; Stufe 1 Schlaf). Und während man im Falle des gewöhnlichen Einschlafens zu den Schlafstufen 2, 3 und 4 weitergeht, pendelt man im Falle des Alpha-Theta--Training um diesen „crossover point", d. h. zwischen der hypnagischen Periode (Sleep onset period) und Stufe 1.

Dieses Pendeln um den „Crossover"-Punkt ist nach Elmar Green wesentlich für das Auftauchen von unbewusstem Material (Erinnerungen, traumatische Inhalte, kreative Erkenntnisse) in das Bewusstsein (den Alpha-Zustand).

Das Peniston-Protokoll und nachfolgende Studien

Bekannt wurde das Alpha-Theta-Training durch die Arbeiten von Eugen Peniston & Paul Kulkovsky mit Alkoholikern in den USA (Peniston et al. 1999). Das Trainingsprotokoll bestand aus Entspannungstraining, aus einer Reihe von Imaginationsübungen und aus 30 Alpha-Theta-Sitzungen. Dabei wurden vor und nach dem Training ein EEG und psychologische Standardtests durchgeführt sowie Beta-Endorphin-Levels gemessen.

Die Ergebnisse waren dramatisch. Alpha- und Theta-Levels hatten sich erhöht, viele Persönlichkeitsdaten hatten sich verbessert. Die Kontrollgruppen zeigten keine derartigen Verbesserungen. Vor allem aber waren 80 % der Versuchspersonen nach 3 Jahren immer noch trocken.

Die Erfolge dieser Studie führten zu einer Reihe weiterer Studien mit Alkoholikern und anderen Drogenabhängigen. Alle bestätigten die hohe Wirksamkeit des Alpha-Theta-Trainings.

Das Allgemeine Trainingsprotokoll

Das Training umfasst 4 Phasen:
1. Die Aufklärung des Klienten/Patienten über den Trainingsprozess, die Wirkungsweise des Gehirns, die verschiedenen Gehirnwellen und deren Bedeutung, der Einfluss von Alkohol auf die Gehirnwellen, die Zielsetzung des Trainings etc.
2. 6 Sitzungen eines Entspannungstraings (z. B. ein Temperaturfeedback- oder Atemtraining) oder SMR-Training zur Stabilisierung
3. Es werden persönlich relevante Imaginationen (Zielvorstellungen) erarbeitet
4. Das Neurofeedback-(Alpha-Theta-)Training. Dieses umfasst 30 Sitzungen à 30 Minuten im Falle von Drogenabhängigkeit (weitere Details siehe unten).

Prinzipien der Theta-Induktion

Der Prozess beginnt mit einer nach innen gerichteten Aufmerksamkeit. Dies kann durch einen Therapeuten oder den Klienten/Patienten selbst eingeleitet werden; z. B. durch die Verwendung von Phrasen des autogenen Trainings, durch Muskelentspannung oder auch durch den Fokus des Klienten/Patienten auf den Atem oder den Körper. Darin schließt sich die Imaginierung der persönlich geschaffenen Vorstellungen.

Bei geschlossenen Augen dominiert normalerweise Alpha – bei zunehmender Entspannung nähern wir uns dem Einschlafbereich. Alpha-Amplituden (und Peak-Frequenzen) sinken und in Folge kann es zu ersten Theta-Bursts kommen. Schließlich kommt es zu einem Zustand, bei dem die Thetaaktivität größer wird als die Alphaaktivität (erkennbar an der Häufigkeit der entsprechenden Töne). Dies wird als „Crossover" bezeichnet. Diese Crossover zu erzielen ist eines der Ziele des Alpha-Theta-Trainings. Diese theta-dominanten Perioden sind anfangs nur kurz (z. B. einige Sekunden), können sich aber (bei einer Annäherung an stage 2 sleep) verlängern und auch häufiger werden (stage 1 sleep). Während dieser theta-dominanten Phasen fällt auch der Muskeltonus ab.

Das Wesentliche zur Erlangung des Theta-Zustandes ist, dass Körper, Gefühle und Gedanken sich beruhigen. Elmar Green schreibt: „Wenn sich etwas bewegt – entweder Muskeln, Emotionen oder die Gedanken –, geht der Theta-Ton weg."

Dieser Zustand an der Grenze von Wachheit und Schlaf wird als „hypnagogischer Zustand" bezeichnet. Das Ego regrediert zu primären Prozessen. Spontane, bizarre, fantastische Imaginationen können auftreten. Dieser Zustand ist auch hervorragend geeignet für die Programmierung des Unbewussten (Robbins, 2000). Wichtig ist nur, dass der Klient/Patient gehindert wird, vollends einzuschlafen (stage 2 sleep). Dies kann auch durch den Therapeuten oder durch akustisches Feedback mit Hilfe der Software geschehen.

Technik und Randbedingungen des Alpha-Theta-Trainings

Das Setting erfordert einen emotional sicheren Platz, genügend warm, gedämpftes Licht, abgeschirmt von störenden Geräuschen (wie Telefon, Lärm) – ähnlich den Bedingungen des täglichen Einschlafens.

Am Beginn des Trainings macht man eine Baseline (bei geschlossenen Augen) zur Bestimmung der Schwellen. Da beim Training die Augen geschlossen sind, verwendet man als Feedback beruhigende, monotone, angenehme Töne oder Geräusche – für Alpha- bzw. Theta-Feedback unterschiedlich. Diese erklingen, falls die Amplituden von Theta bzw. Alpha über den eingestellten Schwellen liegen.

Die Sensorplatzierung erfolgt im 10-20-System. Verwendet wurden monopolar O1, Pz, P3 bzw. bipolar T3-Fz.

Die Anzahl der Sitzungen schwankt zwischen 30 Sitzungen für Alkoholiker und wenigen Sitzungen (5–10) im Rahmen der Förderung von Kreativität etc. Die Länge der Sitzungen kann zwischen 20 und 30 Minuten liegen. Die Häufigkeit liegt bei 4–12 Sitzungen in der Woche.

Trainingsschirme (Abb. 38) beinhalten unter anderem das EEG-Rohsignal, die Alpha- und Theta-Amplituden, den Schwellwert und Zähler für Crossovers.

Theorien: Wie funktioniert das Alpha-Theta-Training?

Es gibt eine Reihe von Erklärungen, wie das Alpha-Theta Training wirkt.
Grob gesprochen gibt es *3 Sichtweisen*:
1. Psychischen und physischen Störungen liegen oft frühe Erfahrungen, Traumata oder unbewältigte Erlebnisse zugrunde. Diese können in dem Training als „Mini-Erfahrungen" hochkommen und können in die bewusste Persönlichkeit integriert werden. Die ganze Theorie des „State Dependent Learnings" steht damit im Zusammenhang. Diese Sicht wird auch dadurch unterstützt, dass gerade in der Kindheit Theta dominant ist. Im Erwachsenenalter ist Theta nicht mehr dominant, die Erfahrungen sind meist unbewusst und können durch das Alpha-Theta-Training wieder bewusst werden.
2. Der Theta-Zustand ist ein Zustand hoher Empfänglichkeit und Beeinflussbarkeit. Daher hatte schon Thomas Budzynski in den 70er Jahren mit Hilfe von

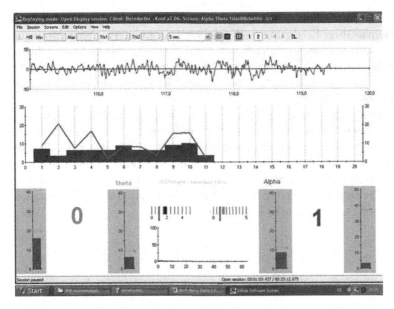

Abb. 38. Trainingsschirme mit EEG-Rohsignal, Balken für Alpha- und Theta-Amplituden und Zähler für Crossovers

Audio Tapes versucht, das „Unbewusste" zu programmieren. Die konstruierten Imaginationen begünstigen neue Verhaltensmuster (sie sind wie Attraktoren in einem sehr sensitiven Bewusstseins-Feld). Vor allem die hohe Frequenz von Sitzungen könnte eine große Rolle spielen.

3. Im Rahmen dieser verringerten kortikalen Aktivität kann es auch zu Erfahrungen von außergewöhnlichen Bewusstseinszuständen kommen und damit zu Einsichten und Intuitionen (altered states of consciousness, awakening, insights). Dadurch können auch bestehende mentale/emotionale Muster verändert werden (u. U. bis in eine Veränderung von Gehirnstrukturen hineinreichen).

Nachfolgende Studien und weitere Anwendungen

Penistons Studie mit Alkoholikern war so erstaunlich, dass mehrere nachfolgende Studien durchgeführt wurden. Unter anderen führte Bill Scott (Robbins 2000) eine Studie mit Drogenabhängigen (Crack, Heroin und Amphetamine) in einer US-Hilfsorganisation (CRI-Help) durch. Er verwendete ein abgewandeltes Alpha-Theta-Training (SMR-/Beta-Training statt Entspannungstraining) und die Ergebnisse waren ähnlich erfolgreich wie in Penistons Studie. Steve Farion und Patricia Norris (Norris et al. 1999) arbeiteten mit 810 Insassen des Kansas State Gefängnisses. Die Erfolge waren 3-mal so gut wie mit konventioneller Behandlung.

Nancy White (White 1999) sieht ein breites Anwendungsgebiet für Alpha-Theta-Training. Gemäß Ihrer Erfahrung sind viele Störungen eine Folge frühkindlicher Traumata und als solches im Bereich des Alpha-Theta-Trainings. Das Spektrum der Anwendungen reicht von affektiven Störungen, Angst, posttraumatischen Störungen, Persönlichkeitsstörungen, somatischen Beschwerden bis zu der bereits erwähnten Drogenabhängigkeit.

Elmer Green (Green et al. 1977) selbst sah das AT-Training als Möglichkeit, bestimmte Formen der meditativen Praxis zu unterstützen und den Lernprozess wesentlich zu verkürzen. Er sah dieses Training auch zur Verbesserung der physischen Funktionsfähigkeit, zur emotionalen Balance, zu einer Schärfung des Intellekts und als Zugang zur Kreativität. Dementsprechend kann das Training im Rahmen von Selbstentfaltung und im Sport zur Visualisation und für Spitzenleistungen eingesetzt werden (Norris et al. 1999).

Neurofeedback
– ein Mittel zur Selbstkontrolle
für Patienten mit Epilepsie

Ute Strehl

Die Vorgeschichte
Am Anfang war ein Sockenhalter

Vor mehr als 200 Jahren berichtete der englische Arzt Lysons (1772), dass es möglich ist, Anfälle mit Hilfe eines Sockenhalters zu verhindern. Der Bericht bezog sich auf einen Patienten, der unmittelbar vor Beginn eines Anfalls vom Bein aufsteigende Empfindungen verspürte. Wenn ein Sockenhalter in diesem Moment um das Bein gebunden wurde, ließ die Empfindung nach und der Anfall blieb aus. Ein Jahrhundert später verhinderte Gowers (1881) mit ähnlichen Verfahren Anfälle und vor gut 50 Jahren berichtete Efron (1956, 1957), dass Patienten lernen konnten, allein durch den Blick auf ihre Armbanduhr Anfälle zu vermeiden.

Was auf den ersten Blick wie fauler Zauber erscheinen mag, lässt sich neurophysiologisch erklären. In allen Fällen hat der Patient ein Verhalten *gelernt*, das den Anfall in den Hintergrund drängt und somit vermeiden hilft. Es wird angenommen, dass die zum Anfall alternativen Verhaltensweisen auf neuronaler Ebene eine Ausbreitung epileptogener Aktivität verhindern. Ohne auf die Modellvorstellungen einzugehen, auf denen diese Annahme beruht, kann festgehalten werden, dass eine Veränderung des Zustands übererregter Zellen indirekt durch spezifische Verhaltensweisen möglich ist.

Wie Katzen epileptische Anfälle vermieden

In einem Experiment mit Katzen konnten Howe und Sterman (1972) zeigen, dass diese trainiert werden können, eine bestimmte Aktivität ihres Gehirns, und zwar den so genannten sensomotorischen Rhythmus (SMR) herzustellen. Die Versuchsanordnung war einfach: Immer wenn Katzen den SMR zeigten, erhielten sie Milch, und dies führte dazu, dass sie diesen Rhythmus öfter zeigten als sonst üblich. Eine Weile später führte Sterman eine Untersuchung mit einer völlig anderen Fragestellung durch. Er sollte für die NASA die Toxizität eines bestimmten Raketentreibstoffs untersuchen. Dieser Treibstoff enthält Monomethyl Hydrazin, das Übelkeit, Kopfweh, Halluzinationen und epileptische Anfälle auslösen soll. Um das zu überprüfen, wurden wiederum Katzen aus dem Labor der Gruppe um Sterman verwendet und zunehmend stärkeren Dosierungen dieser Substanz ausgesetzt. Tatsächlich zeigten sich die genannten Symptome, allerdings erwies sich eine kleine Gruppe als resistent. Diese Katzen tolerierten die Substanz auch in höheren Dosen, ohne Anfälle zu bekommen. Auf der Suche nach einer Erklärung stellte sich dann heraus, dass es sich hierbei um die Tiere handelte, die zuvor das SMR-Training erhalten hatten. Dies führte zu der Annahme, dass ein SMR-Training das Gehirn widerstandsfähiger macht. Die Übertragung dieses Ansatzes auf Menschen lag nahe, sodass bald die erste Veröffentlichung über die erfolgreiche Behandlung eines Patienten mit Epilepsie durch die Anwendung von EEG-Feedback erschien (Sterman & Friar 1972).

Jeder Patient kann seine Anfälle kontrollieren (zumindest dann und wann)

Die in der Einleitung vorgestellten Berichte über eine aktive Verhinderung von Anfällen kennen die wenigsten Patienten. Gleichwohl werden sie wenig gegen die damit verbundene Erkenntnis einzuwenden haben, dass es Möglichkeiten gibt, Anfälle zu vermeiden, da dies ihrer eigenen, häufig eher zufälligen Erfahrung entspricht. Ein systematischer Einsatz von Methoden der Selbstkontrolle beruht auch heute noch auf den oben genannten Ansätzen. Patienten suchen ein Gegenmittel, das mit dem üblicherweise mit einem Anfall einhergehenden Verhalten nicht vereinbar ist. Wenn sich der Anfall zum Beispiel durch ein Kribbeln in einer Hand bemerkbar macht, so wird diese Hand gezielt beschäftigt. Wenn ein Gefühl des Schwindels auftritt, werden Objekte ganz gezielt in das Blickfeld genommen, oder wenn sich der Patient treiben lassen möchte, kann das Lösen von Rechenaufgaben ein hilfreiches Gegenmittel sein. Alle diese Vorgehensweisen folgen dem ersten Modell: Das alternative Verhalten beschäftigt die „gesunden" Neuronen, sodass ein Ausbreiten der epileptogenen Aktivität verhindert wird. Während diese Erklärung weitgehend hypothetisch ist, liegen dem direkten Training bestimmter Aspekte der Hirntätigkeit, wie es mit den Katzen (und später mit den Patienten in den Studien) durchgeführt wurde, neurophysiologische Annahmen und Befunde zugrunde. Diese Grundlagen des EEG-(Elektroenzephalogramm-)Feedbacks, in den letzten Jahren zunehmend Neurofeedback genannt, werden im folgenden Abschnitt vorgestellt, in dem auch das Training selbst beschrieben wird.

Systematische Selbstkontrolle durch Neurofeedback
Neurofeedback soll Hemmfunktionen des Gehirns verbessern

Ganz gleich, was die Ursache einer Epilepsie sein mag, dem Anfall selbst geht eine gesteigerte neuronale Erregbarkeit voraus und die üblichen Hemmfunktionen versagen. Es folgt eine hochfrequente Entladung von Zellen. Je nachdem, welche und wie viele Zellen betroffen sind, gestaltet sich das klinische Bild: Muskelzuckungen, akustische oder visuelle Halluzinationen, vegetative Symptome wie zum Beispiel Übelkeit oder auch mehr oder weniger starke Beeinträchtigungen des Bewusstseins. Das Versagen der hemmenden Funktionen ist der Ansatzpunkt für das Neurofeedback. So ist der SMR mit dem Anwachsen von Hemmung zwischen der Großhirnrinde und einer tiefer gelegenen Struktur des Gehirns, dem Thalamus, verbunden. Lernen Patienten, ihren SMR zu verstärken, so steht damit dem Gehirn ein Mehr an Hemmung zur Verfügung. Auch ein anderes Neurofeedbacktraining, dessen Wirksamkeit in Studien an Patienten belegt wurde, zielt auf eine verbesserte Regulation von Hemmung und Erregung neuronaler Zellverbände ab. In diesem Ansatz werden die so genannten langsamen kortikalen Potenziale (LP) trainiert. Diese Potenziale sind ein Indikator neuronaler Erregbarkeit. Wenn sie in eine elektrisch negative Richtung schwingen, bedeutet dies erhöhte Erregbarkeit von Nervenzellen, wenn sie sich in eine elektrisch positive Richtung verändern, entspricht dies einer reduzierten Erregbarkeit oder, anders ausgedrückt, einer Hemmung von Erregung. An Präparaten im Reagenzglas, im Tierversuch und auch bei Menschen wurden unmittelbar vor oder während epileptischen Anfällen starke Negativierungen und nach dem Abklingen des Anfalls Positivierungen beobachtet. Ein Neurofeedback der langsamen Potenziale hat daher das Ziel, dass Patienten lernen, Negativierungen und Positivierungen gezielt zu beeinflussen.

Konkret – wie sieht Neurofeedback für Patienten mit Epilepsie aus?

Im Folgenden wird ein Neurofeedback-Training am Beispiel eines Feedbacks der langsamen Potenziale vorgestellt. Der Ablauf, die Anzahl der Sitzungen und ihre Anordnung (Abb. 39) orientieren sich an den Erfahrungen, wie sie im Rahmen einer kontrollierten Studie mit Patienten gewonnen wurden. Der zeitliche Ablauf muss sich an die Möglichkeiten des Patienten und Therapeuten anpassen. Wenn ein Training im Block nicht möglich ist, sollten zu Beginn mindestens drei Sitzungen pro Woche vorgesehen werden, um den Lernprozess zu beschleunigen.

Ein Patient absolviert insgesamt 30 Sitzungen. Jede Sitzung dauert mit der Vor- und Nachbereitung etwa eine Stunde. In jeder Sitzung gibt es etwa 140 Aufgaben (Durchgänge), in denen der Patient entweder negativieren oder positiveren soll.

Der einzelne Durchgang ist das Kernstück des Trainings (vgl. Abb. 40). Hier geht es darum, innerhalb weniger Sekunden das langsame Hirnpotenzial zu ver-

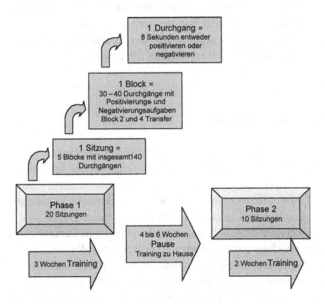

Abb. 39. Ablauf eines Feedback-Trainings

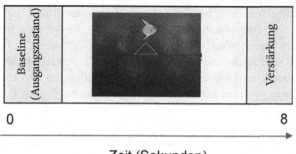

Abb. 40. Ablauf eines Durchgangs. Die Wiedergabe der Bildschirmansicht erfolgt mit freundlicher Genehmigung der Firma Eldith. Das nach oben zeigende Dreieck bedeutet, dass der Patient in diesem Fall negativieren soll. Bei einer Positivierungsaufgabe zeigt das Dreieck nach unten, der Fisch müsste sich dann in Richtung untere Bildhälfte bewegen

ändern. Die Veränderung wird bemessen an dem Zustand, in dem sich der Patient befindet, unmittelbar bevor die Aufgabe gezeigt wird.

Die Veränderung selbst wird kontinuierlich durch ein Objekt, in diesem Fall durch einen Fisch, zurückgemeldet. Bei einem Teil der Aufgaben gibt es keine Rückmeldung. Diese Transfer-Bedingung soll den Patienten von Anfang an daran gewöhnen, auch ohne Feedback eine Selbstregulation durchzuführen. In seinem Alltag, in dem er die Technik einsetzen soll, gibt es auch keine Information über die Güte seiner Leistung. Diese Übungen unter Transfer regen möglicherweise von Anfang an dazu an, auf innere Signale zu achten, die mit einer Positivierung oder Negativierung einhergehen. Tatsächlich konnte nachgewiesen werden, dass Patienten, die eine gute Selbstkontrolle erwerben, mit der Zeit auch in der Lage sind einzuschätzen, ob sie im jeweiligen Fall tatsächlich die gewünschte Veränderung des Erregungszustands ihres Gehirns erreichen (Kotchoubey et al. 2002).

Der Anfang: Was genau muss ich tun?

Wer kann sich schon vorstellen, dass er allein mit Hilfe seiner Gedanken einen Computer steuern kann? Dabei ist das Prinzip, wenn die entsprechende Technik vorhanden ist, einfach. Der Patient ist Teil einer Rückmeldeschleife (anders gesagt: eines Feedback-Kreislaufs). Mit Hilfe von Elektroden werden elektrische Signale aus seinem Gehirn abgeleitet, verstärkt und an einen Computer gesendet. Dieser analysiert mit einer bestimmten Software diese Signale, wandelt sie in die Bewegung eines Objekts auf dem Monitor um und der Patient wiederum nutzt diese Information, um seine Gehirnaktivität zu verändern. Dies alles geschieht im Bruchteil von Sekunden, sodass der Patient in Echtzeit darüber informiert wird, ob es ihm gerade gelingt, der Aufgabe gemäß sein Gehirn zu erregen oder zu hemmen. Zu Beginn weiß niemand, was genau er tun muss, Versuch und Irrtum herrschen vor. In dieser Phase wird der

Patient versuchen, bestimmte Gedanken, Bilder, manchmal auch Gefühle zu finden, die das Objekt in die gewünschte Richtung bewegen. Manchmal hilft es auch, sich an die Zustände zu erinnern, die mit einem Anfall einhergehen, um Erregung zu produzieren. Umgekehrt können Assoziationen mit Situationen, in denen der Patient sich sicher vor Anfällen fühlt, dazu beitragen, dass Hemmung produziert wird. Je öfter eine Strategie zum Erfolg geführt hat, desto öfter wird sie verwendet werden. Im Verlauf des Trainings können diese Vorstellungen in ihrer Wirkung nachlassen. Wenn der Patient verstanden hat, dass nicht das Bild selbst, sondern die Hirnaktivität, die es anstößt, die Kontrolle ausmachen, wird er zunehmend auf die Begleitumstände dieser Veränderung achten und diese herzustellen versuchen.

Was noch? – Der therapeutische Rahmen

Die Frage der Übertragung der Fähigkeit zur Regulation langsamer Potenziale aus dem Training in den Alltag führt zur Frage der Kontrolle über die Anfälle.

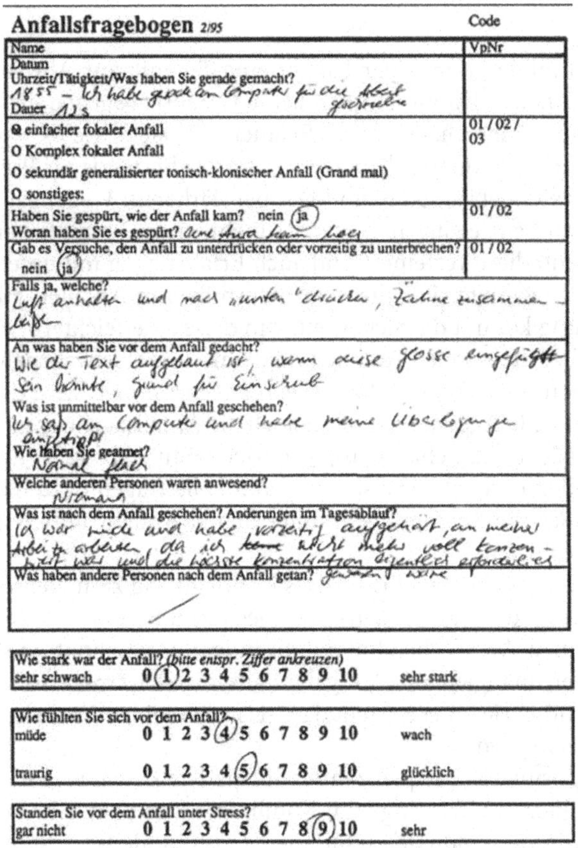

Anfallsfragebogen 2/95 Code

Name	VpNr
Datum Uhrzeit/Tätigkeit/Was haben Sie gerade gemacht? 18 55 – Ich habe gerade am Computer für die Arbeit geschrieben Dauer 12 s	
● einfacher fokaler Anfall O Komplex fokaler Anfall O sekundär generalisierter tonisch-klonischer Anfall (Grand mal) O sonstiges:	01 / 02 / 03
Haben Sie gespürt, wie der Anfall kam? nein (ja) Woran haben Sie es gespürt? eine Aura kam hoch	01 / 02
Gab es Versuche, den Anfall zu unterdrücken oder vorzeitig zu unterbrechen? nein (ja)	01 / 02
Falls ja, welche? Luft anhalten und nach „unten" drücken, Zähne zusammenbeißen	
An was haben Sie vor dem Anfall gedacht? Wie der Text aufgebaut ist, wenn diese Glosse eingefügt sein könnte, Grund für Einschub Was ist unmittelbar vor dem Anfall geschehen? Ich saß am Computer und habe meine Überlegungen eingetippt Wie haben Sie geatmet? Normal flach	
Welche anderen Personen waren anwesend? Niemand	
Was ist nach dem Anfall geschehen? Änderungen im Tagesablauf? Ich war müde und habe vorzeitig aufgehört, an meiner Arbeit zu arbeiten, da ich nicht mehr voll konzentriert war und die höchste Konzentration eigentlich erforderlich gewesen wäre	
Was haben andere Personen nach dem Anfall getan? /	

Wie stark war der Anfall? *(bitte entspr. Ziffer ankreuzen)*		
sehr schwach	0 (1) 2 3 4 5 6 7 8 9 10	sehr stark

Wie fühlten Sie sich vor dem Anfall?		
müde	0 1 2 3 (4) 5 6 7 8 9 10	wach
traurig	0 1 2 3 4 (5) 6 7 8 9 10	glücklich

Standen Sie vor dem Anfall unter Stress?		
gar nicht	0 1 2 3 4 5 6 7 8 (9) 10	sehr

Abb. 41. Protokoll eines Anfalls

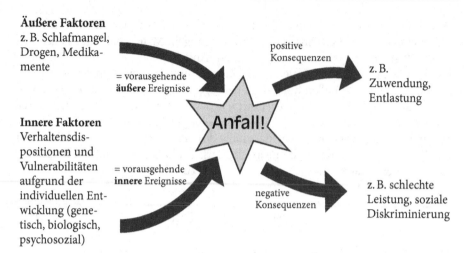

Abb. 42. Verhaltensmedizinisches Konzept der Behandlung von Anfällen

Mit dem Neurofeedback-Training erwirbt der Patient eine Technik zur Abwehr oder Unterbrechung von Anfällen. Damit ist noch keine Garantie gegeben, dass er von nun an keine Probleme mehr haben wird. Erinnern Sie sich, wie es war, als Sie schwimmen gelernt haben? Anfangs haben Sie sich trotz bestandener Prüfung noch nicht in tiefes Wasser getraut oder am Meer bei stärkerem Wellengang sind Sie erst gar nicht schwimmen gegangen. Erst mit zunehmender Praxis haben Sie Ihren Fähigkeiten vertraut, diese verfeinert und auch Erfahrungen mit unterschiedlichen Bedingungen gewonnen. Für die Selbstkontrolle von Anfällen gilt Ähnliches, erst mit der Übung kommt die Sicherheit. Um diese zu erleichtern, ist es hilfreich, die Kenntnis über die eigenen Anfälle und damit die Selbstwahrnehmung zu verbessern. In einem verhaltensmedizinischen Bezugsrahmen wird der Therapeut daher neben dem Anfallsgeschehen selbst auch die Anfallsauslöser und die Konsequenzen der Anfälle in die Behandlung einbeziehen. In Abb. 41 ist das Protokoll eines Anfalls wiedergegeben. Viele solcher Protokolle tragen dazu bei, umfassende Information über die Bedingungen, unter denen Anfälle auftreten, und ihre Konsequenzen zu erhalten.

Für die Therapie (vgl. Abb. 42) bedeutet dies, dass in Ergänzung zum Neurofeedback auf mögliche Auslöser und Konsequenzen eingegangen wird.

Wenn der Patient für einen Anfall „belohnt" wird, indem er geschont wird, Konflikte aufgeschoben oder unangenehme Aufgaben ausgesetzt werden, so ist nach den Gesetzen der Lerntheorie zu erwarten, dass das so belohnte Verhalten (also der Anfall) öfter auftreten wird.

Günstiger wären daher positive Konsequenzen für anfallsfreie Zeiten und statt der Vermeidung von Konflikten ein Training zum Konfliktmanagement. Abb. 43 gibt einen Überblick über die Ansatzpunkte im Rahmen dieses Modells.

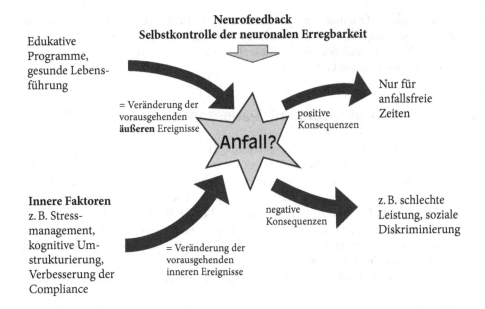

Abb. 43. Interventionsmethoden

Welche Ergebnisse kann man erwarten?

Neurofeedback bei Epilepsie wurde in wissenschaftlichen Studien fast ausschließ-
lich an Patienten mit so genannten therapieresistenten, fokalen Epilepsien erprobt
(Sterman & MacDonald 1978, Tozzo et al. 1988, Rockstroh et al. 1993, Kotchoubey
et al. 2001). Diese Patienten waren meist seit vielen Jahren krank und hatten unterschiedliche Medikationen ohne Erfolg ausprobiert. Für diese Gruppe wurden
deutliche Verbesserungen erreicht. Im Einzelfall gab es Patienten, die anfallsfrei
wurden, andere erlebten keine Veränderung und wieder andere hatten eine Verbesserung von 20–80 %. Bis sich eine Wirkung zeigt, kann eine geraume Zeit ver-
gehen. Der Erwerb von Selbstkontrolle ist ein Lernprozess und statistisch bedeutsame Veränderungen zeigen sich möglicherweise erst einige Wochen nach Ende
des Trainings. Eine Verringerung der bis dahin weiter eingenommenen antiepi-
leptischen Medikamente sollte erst dann gemeinsam mit dem behandelnden Arzt
überlegt werden, wenn die Veränderung über einen längeren Zeitraum stabil ist.
Eine Anwendung bei Patienten mit anderen Anfallsarten ist vorstellbar. Allerdings
muss bei Patienten, die nicht in der Lage sind, ihre Anfälle frühzeitig wahrzunehmen, ein besonderer Schwerpunkt auf eine Schulung der Selbstwahrnehmung
gelegt werden. Das in Abb. 41 wiedergegebene Anfallsprotokoll kann hierzu beitragen. Auch ein gewisses Maß an Intelligenz ist keine zwingende Voraussetzung,
da der Erwerb von Selbstkontrolle auch für Patienten mit milder geistiger Behinderung nachgewiesen wurde.

Nach aller Erfahrung gibt es keine unerwünschten Nebenwirkungen. Im Einzelfall ist es möglich, dass während des Trainings Anfälle auftreten. Noch nicht untersucht wurde der Nutzen bei Patienten mit Tumoren oder anderen raumfordernden Prozessen im Gehirn.

Wer bietet Neurofeedback für Patienten mit Epilepsie an?

Patienten, die sich für ein Neurofeedback-Training interessieren, müssen eine Reihe von Hürden überwinden. Sie benötigen einen Therapeuten, der im Schnittfeld von Neurologie und Psychotherapie zu arbeiten in der Lage ist. Mit Neurofeedback sind die wenigsten von ihrer akademischen Ausbildung her vertraut, die entsprechende Qualifikation ist nur über Weiterbildungen möglich. Auch die technische und personelle Ausstattung ist nicht einfach zu realisieren. Hat man dennoch einen „Anbieter" gefunden (und die Liste derselben wächst stetig), stellt sich die Frage der Finanzierung. Hier sind die Kostenträger des Sozialversicherungssystems des jeweiligen Landes gefragt, die geführten Nachweise der Wirksamkeit anzuerkennen.

Einsatz von Biofeedback im Sport

Günter Amesberger, Thomas Finkenzeller

Zur Anwendung von Biofeedback im Sport

Angewandte Sportpsychologie, insbesondere im Leistungssport, zielt unter anderem darauf ab, die individuellen psychischen Leistungsvoraussetzungen von Sportlern zu optimieren, das soziale Umfeld mitzugestalten und präventive Maßnahmen für die bio-psycho-soziale Gesundheit und Leistungsfähigkeit zu setzen.

In jüngerer Zeit wird zur Unterstützung dieser Beratungs- und Betreuungsmaßnahmen „objektiven Verfahren" in Diagnostik und Intervention eine gesteigerte Bedeutung beigemessen. Biofeedback wird bereits seit fast 20 Jahren in der Betreuung von Leistungssportlern mit einem breiten Anwendungsspektrum eingesetzt.

Was kann nun mit Biofeedbacktraining im Sport unterstützt werden? Grundsätzlich lassen sich praktisch alle sportpsychologischen Trainingsmethoden mittels Biofeedback effizient unterstützen (vgl. Abb. 44).

Sportler können Biofeedback zur Verbesserung ihrer psychoregulativen Kompetenzen nutzen. Das Erlernen von Bewegungsvorstellungen kann durch Biofeedback erleichtert und die Qualität der Bewegungsvorstellung gesteigert werden. Auch im Gespräch mit dem Sportler, der Sportlerin stellt Biofeedback wertvolle Informationen zur Verfügung. In Kombination mit psychologischen Leistungstests wird Biofeedback ebenfalls eingesetzt. In der unmittelbaren Wettkampfvorbereitung kann Biofeedback wichtige Informationen über den Vorstartzustand des Sportlers liefern. Übergeordnetes Ziel all dieser möglichen Anwendungen von Biofeedback im Sport ist das Erreichen des optimalen Leistungszustands. Dazu werden beispielhafte Anwendungen in den Bereichen Psychoregulation, Bewe-

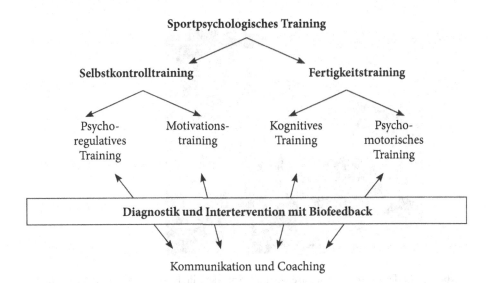

Abb. 44. Der Einsatz von Biofeedback im Rahmen des sportpsychologischen Trainings

gungsvorstellung und Bewegungslernen, Gesprächsführung sowie Nutzung von Biofeedback bei psychologischen Leistungstests und in der unmittelbaren Wettkampfvorbereitung beschrieben (vgl. Abb. 46).

Psychoregulation

Zahlreiche Studien haben gezeigt, dass die Vermittlung von psychoregulativen Techniken mittels Biofeedback die Sportler unterstützt haben, eine bessere Kontrolle über ihren emotionalen Zustand zu gewinnen. Diese Techniken befähigen die Sportler, besser mit Angst umzugehen (Gould & Udry 1994), das optimale Erregungsniveau zu erreichen und auch zu stabilisieren, die Regeneration zu beschleunigen, eine positive Grundbefindlichkeit zu erzeugen und die Aufmerksamkeit zu steigern. Je nach Situation kann der Sportler die mit Hilfe von Biofeedback erlernte Technik einsetzen. Infolge verbessert sich die sportliche Leistung (Caird McCenzie Sleivert 1999, Landers et al. 1991).

Häufig vermittelte psychoregulative Techniken sind Autogenes Training, unterschiedlichste Atemtechniken, verschiedenste Formen progressiver Muskelentspannung, Vorstellen von beruhigenden bzw. motivierenden Bildern und Fokussierungstechniken. Es hängt von der Sportart und vom Sportler ab, wann welche Technik eingesetzt wird. Sportschützen benötigen beispielsweise einen sehr entspannten Zustand (Caterini et al. 1995), um eine optimale Leistung erbringen zu können. Hingegen ist in Kampfsportarten eine erhöhte Aktivierung vor dem Wettkampf erforderlich. Entsprechend auf die Sportart abgestimmt wird die psychophysische Regulation durch Biofeedback trainiert.

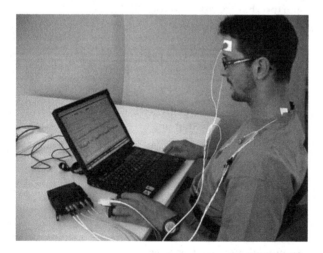

Abb. 45. In der Einführungsphase lernt der Sportler, die Körpersignale wahrzunehmen und erfährt, wie sich die Körpersignale durch Gedanken, Atmung und Bewegung verändern

In der Einführungsphase lernt der Sportler, wie sich Muskelanspannungen, Gedanken, Stress und unterschiedliche Atemfrequenzen auf die Biofeedback-Modalitäten auswirken. In dieser Phase geht es darum, das Zusammenspiel von Physischem und Psychischem erlebbar zu machen. In der Aneignungsphase werden psychoregulative Techniken mit Hilfe von Biofeedback gelernt. Ziel ist die Vermittlung der Kompetenz, den eigenen psychophysischen Zustand wahrzunehmen und, wenn nötig, zu beeinflussen. Die Nutzung der Techniken erfolgt anschließend im Training und dann im Wettkampf. Wichtig ist es, sich dafür genügend Zeit zu nehmen und die Erprobung auf den Wettkampfkalender abzustimmen. Mit Abschluss des Biofeedbacktrainings soll der Sportler in der Lage sein, ohne Biofeedback psychoregulative Techniken wirksam und situationsangepasst einzusetzen. In der Praxis zeigt sich, dass Sportler rasch lernen. Sie können zu Hause Entspannungstechniken ohne Biofeedback trainieren und sehen dann zu ausgewählten Zeitpunkten mittels Biofeedback, welche Fortschritte sie gemacht haben. Dies hat neben der sachlichen auch hohe motivationale Bedeutung für das sportpsychologische Training von SportlerInnen.

Neurofeedback

Aufmerksamkeit hat im Sport eine zentrale Bedeutung. Die Fähigkeit, sich auf den Punkt hin konzentrieren zu können und sich durch nichts ablenken zu lassen, hat entscheidenden Einfluss auf die Leistung. Um die Aufmerksamkeit von Sportlern zu steigern bzw. zu stabilisieren, wird Neurofeedback eingesetzt. Der Sportler hat in einem Neurofeedbacktraining die Aufgabe, seine kortikale Aktivität in für Aufmerksamkeitsprozesse bedeutsame Frequenzbereiche zu versetzen. Wie er das macht, hat der Sportler selbst herauszufinden. Über einen Monitor und/oder Kopfhörer kommt Rückmeldung über die aktuelle kortikale Aktivierung. Nach einem anfänglichen Basistraining im Labor soll das Neurofeedbacktraining in das Training integriert werden. Ziel ist es, das Bewusstsein des Athleten für spontane Gedanken und Emotionen zu schärfen und störende Kognitionen in kritischen Momenten zu unterdrücken (Sime 2003). Die Anwendung von Neurofeedback in der Sportpraxis ist noch in Entwicklung und auf wenige Sportarten beschränkt. In Zukunft könnte diese Form des Feedbacks eine sinnvolle Ergänzung in der Anwendung von Biofeedback im Sport darstellen.

Visualisierung und Training der Bewegungsvorstellung

Biofeedback kann im Zusammenhang mit der Vorstellung von Bewegungen in zweierlei Hinsicht angewendet werden. Einerseits durch Visualisierung von Bewegungsabläufen, die Probleme bereiten bzw. Angst hervorrufen, andererseits kann man Biofeedbackinformationen beim Erlernen von mentalem Training im engeren Sinne nutzen, um Aussagen über den Grad der Vorstellungsqualität zu erhalten.

EDG – MT-Abfaller rückwärts

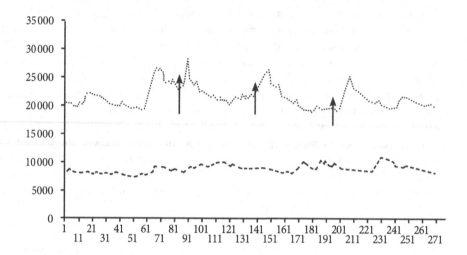

Abb. 46. Veränderung des EDG nach einem Vorstellungstraining. Die gestrichelte Linie zeigt den Zustand vor dem Vorstellungstraining, die gepunktete den danach. Die Pfeile kennzeichnen den unmittelbaren Bewegungsbeginn. Man sieht also drei Wiederholungen im Vorstellungstraining

Das Vorstellen Angst auslösender Bewegungen ruft auch auf physiologischer Ebene Veränderungen hervor. In Abb. 46 kann man den Anstieg der elektrodermalen Aktivität erkennen. Ziel einer Biofeedbackintervention ist es, dass der Sportler sich die Bewegung ohne angstbedingte Veränderungen physiologischer Parameter vorstellen kann. Hat man die Bewegung einmal mental ohne Angst erlebt, ist der erste Schritt getan, um die Bewegung zu meistern. Das Ziel des mentalen Trainings besteht darin, den Sportler darin zu unterstützen, die ganze Aufmerksamkeit auf den Ablauf der Bewegung, das Bewegungsgefühl beim Gelingen der Bewegung, die dazugehörige Aufmerksamkeitslenkung oder auf die kognitive Struktur der Bewegung zu lenken. Damit taucht die ganze Aufmerksamkeit in das Ausführen der Bewegung ein, es bleibt kein „Raum", sich mit den Ängsten zu beschäftigen. Wichtig ist hier die Abklärung, dass die Bewegung wirklich im realisierbaren Bereich der Sportlerin bzw. des Sportlers liegt und dass keine Verletzungsgefahr durch unangemessene Angstreduktion besteht.

Das Erlernen mentaler Techniken kann durch Biofeedback evaluiert werden. Es konnte ein enger Zusammenhang zwischen Signalen des Autonomen Nervensystems (ANS) beim Vorstellen und tatsächlichen Ausführen von Bewegungen festgestellt werden (Bolliet Collet Dittmar 2005).

Abbildung 46 zeigt einen Sonderfall, der verdeutlicht, wie sorgsam man mit Biofeedbackdaten umgehen soll und dass erhöhte Werte nicht grundsätzlich negativ sind: Eine Sportlerin hatte große Angst vor einem Wassersprung (der so genannte „Abfaller rückwärts" vom 3-Meter-Brett) und konnte diesen nicht ausführen. Die grüne Linie verdeutlicht, dass in der Bewegungsvorstellung nur unspezifische Reaktionen des Hautleitwertes bei den durch die drei schwarzen Pfeile gekennzeichneten Vorstellungszeitpunkten (Sprung/Abfaller) bestehen. Ca. 3 Wochen später, nach einem spezifischen Bewegungsvorstellungstraining, erkennt man, dass der Hautleitwert insgesamt erhöht ist, also mehr „Stress" andeutet (was auch andere Biofeedbackparameter anzeigten), zugleich aber eine klare Strukturierung aufweist. Die Sportlerin hatte auch nach eigener Aussage eine gute und positive innere Bewegungsvorstellung des Sprunges aufgebaut. Im anschließenden realen Versuch konnte sie den Sprung korrekt ausführen. Wie bereits Hardy in seinem Modell darstellt, ist neben der Erregung vor allem das Ausmaß kognitiver Angst entscheidend dafür, ob eine Bewegung gelingt oder misslingt. Hat ein Sportler eine intensive und gute Vorstellung von der Bewegung und ein klares Bewegungsziel, dann kann hohe Erregung in zielgerichtetes Handeln übergeführt werden. Besteht hingegen Angst vor dem Misslingen oder vor Verletzung, führt hohe Erregung zu einer schlechten (manchmal katastrophalen) Performance.

Es konnte auch gezeigt werden, dass Personen mit gut entwickeltem Vorstellungsvermögen mehr von mentalem Training profitieren (Roure et al. 1999). Des Weiteren ist bei diesen Personen die Antwort des ANS bei mentalen Bewegungsrepräsentationen und real ausgeführten Bewegungen sehr ähnlich. Daher könnte die Übereinstimmung von Biofeedback zwischen imaginierten und tatsächlich ausgeführten Bewegungen ein guter Indikator für die Qualität des mentalen Übens sein. Dies gilt vor allem für Neurofeedbackformen.

Begleitender Einsatz von Biofeedback bei Gesprächen

Sportpsychologen und Mentaltraineren setzen Biofeedback auch bei Gesprächen mit Sportlern und Sportlerinnen ein. Während eine bestimmte Situation aus dem Training oder Wettkampf analysiert wird, werden Biofeedbacksignale aufgezeichnet. Es kommt vor, dass Sportler von Erlebnissen berichten, die sie nicht als stressend empfinden. Jedoch im Biofeedback kann man eindeutig eine stressbedingte Veränderung erkennen. Löst eine Situation einen stress- bzw. angstbedingten Anstieg von Biofeedbacksignalen aus, wird diese Information zunächst genau hinterfragt. Dabei wird mit der Person herausgearbeitet, ob es sich tatsächlich um ein verdecktes Angstphänomen handelt, etwas, was die Person beispielhaft nicht „wahrhaben will" oder was „einfach nicht sein darf", um im zutreffenden Fall gezielt Angstverarbeitungs- bzw. Stressbewältigungsstrategien zu entwickeln.

Diagnostischer Einsatz von Biofeedback in Kombination mit psychologischen Leistungstests

In der sportpsychologischen Diagnostik werden in regelmäßigen Abständen Reaktions-, Wahrnehmungs- und Antizipationstests durchgeführt. Abgeleitetes Biofeedback bei der Ausführung dieser Tests stellt Informationen bezüglich Reaktionsstilen und Belastbarkeit des Sportlers zur Verfügung. Daraus lassen sich Aussagen über den Umgang mit Belastungssituationen (vgl. mit einer Wettkampfsituation) ableiten und mit dem Sportler Parallelen und Unterschiede zu Wettkampfsituationen thematisieren. Im Idealfall spiegelt sich der Einsatz psychoregulativer Techniken nicht nur im Biofeedback, sondern auch in verbesserten Leistungen wider.

Diese Form des Feedbacks ist für Sportler sehr motivierend, da man direkt die Auswirkungen des Biofeedback-Trainings auf objektivierbare psychologische Leistungsparameter zeigen kann. Es macht verständlich, dass Biofeedback auch für den Sport von Nutzen sein kann.

Einsatz von Biofeedback bei Wettkämpfen

Auch im Rahmen von Wettkämpfen wird Biofeedback eingesetzt, um Informationen über psychophysische Zustände zu erhalten, die Zustände optimaler Leistungsvoraussetzungen widerspiegeln und andererseits auch dazu dienen, sich auf die Wettkampfsituation mental vorzubereiten. Dies setzt voraus, dass man Daten

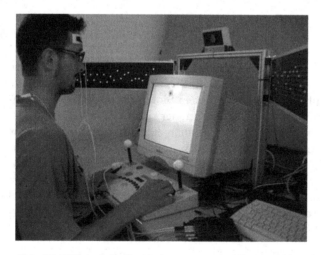

Abb. 47. Während der Bearbeitung eines peripheren Wahrnehmungstests werden Signale des ANS abgeleitet. Neben einer Trackingaufgabe sind in diesem Beispiel periphere Informationen zu verarbeiten

von Trainings und Wettkämpfen hat, die man in Bezug setzen kann. In Abb. 48
ist ein Protokoll dargestellt, das die Segel-Olympiamannschaft während wichtiger
Regatten und Trainings immer morgendlich durchführte. Im Rahmen dieses Pro-
tokolls simuliert der Sportler den Start und wichtige Wettkampf- bzw. Trainings-
situationen, die in der Vorphase festgelegt wurden. Das Biofeedback dient in diesem Fall unter anderem der Überprüfung der aktuellen Funktionslage, der Intensität der Vorstellung, der Fähigkeit zu fokussieren und bietet so eine Grundlage
für die weitere Vorbereitung auf den Wettkampftag, die meist in einem Coaching-
Gespräch genau mit den Tageszielen abgestimmt wird. Es konnte gezeigt werden,
dass bei Großereignissen wie Olympischen Spielen sich diese Methode eignet,
spezifische Stressreaktionen zu erkennen und dadurch die Wettkampfvorbereitung zu optimieren.

Biofeedback im Sport ist eine komplexe Thematik. Sportler können durch
fachkundige Anwendung unterstützt, aber durch vorschnelle Interpretationen
auch irritiert und verunsichert werden.

Viel an weiterer Forschung und Erfahrung wird erforderlich sein, um diesen
spannenden Bereich umfassend abzudecken.

Tabelle 3. Schema eines wettkampfbezogenen Biofeedbacktrainings

Phasenzeit	Thema	Gesamtzeit
Vorphase Dauer ca. 5 min	Morgensitzung (Vorwettkampf) • Auf Grundlage der Tagesziele im Wettkampf: Inhalte der Visualisierung festlegen Abendsitzung (nach dem Wettkampf) • Auf Grundlage der Wettkampfanalyse Visualisie- rungsinhalte festlegen	
1:20 min	Entspannung	0–1:20
0:45 min	Belastung – auf einem Bein blind balancieren	1:20–2:05
1:30 min	Atementspannung	2:05–3:35
1:00 min	Startvisualisierung	3:35–4:35
1:00 min	Entspannung, optisch	4:35–5:35
0:45 min	Visualisierung einer wichtigen Wettkampf- oder Trainingssituation	5:35–6:05
0:55 min	Entspannung	6:05–7:00
Nachphase Ca. 5:00–10:00 min	Überprüfung der Intensität der Vorstellung anhand des BFB und nachbesprechen der Visualisierungs- inhalte	
	Gesamtzeit	Ca. 2:00

Biofeedback für Frauen

Im Sinne der Genderthematik ist es für mich sehr interessant, mich mit dem Thema Biofeedback und Frauen auseinanderzusetzen. Themen, die noch wenig behandelt worden sind, gäbe es einige, wie zum Beispiel den Einsatz von EMG in der Schwangerschaft, gekoppelt mit Visualisierungsübungen, oder das Thema Biofeedback und Anti-Aging und/oder die psychovegetative Regulation in der Menopause. Durch die Inbalance des sympathischen und parasympathischen Systems kommt es zu Hitzewallungen und anderen Beschwerden im Klimakterium. Da sich das Herzratenvariabilitätstraining auf eine Harmonisierung des autonomen Nervensystems konzentriert, sollte es auch einen positiven Einfluss auf die Beschwerden während der Wechseljahre haben.

Dieses Thema ist sehr umfangreich und sprengt den Rahmen des vorliegenden Bandes. Ich möchte daher alle Interessierten auf die Fortsetzung dieser Serie vertrösten. In diesem Buch ist allerdings noch Platz für das sehr wichtige Thema Inkontinenz.

Rehabilitative Maßnahmen bei Stress- und Mischinkontinenz
Das Kontinenztraining mit Hilfe von Biofeedback
Eva Uher

Inkontinenz als epidemiologisches, soziales und volkswirtschaftliches Problem

Unfreiwilliger Harnverlust (Inkontinenz) trifft mehr Frauen als Männer. Fallweise auftretende Inkontinenzsymptome sind bei 20–45 % der über 18-jährigen Frauen zu beobachten (Hunskaar 2002, S. 165–201). Die häufigsten Formen sind die Stress- und Mischinkontinenz. Das Verhältnis Männer zu Frauen beträgt 1 zu 4. Bei Männern findet sich nach Prostataoperationen fallweise eine drangbetonte Stressinkontinenz.

Eine weitere Form ist die Dranginkontinenz. Zirka 7 % aller Inkontinenz-erkrankten sind davon betroffen. Diese Form tritt genuin oder in Folge von neurologischen Erkrankungen auf. Die Diagnose Dranginkontinenz wird im Rahmen einer Urodynamik mit dem Zusatz „sensorisch" oder „motorisch" gestellt. Überlaufinkontinenz bzw. Inkontinenz durch Missbildungen werden hier nicht besprochen, da Erfolge mit Biofeedback (BFB) kaum erzielbar sind. Enuresis, das Bettnässen, eine Inkontinenzsonderform bei Kindern, kann mit BFB erfolgreich behandelt werden (Pirker-Binder I 2007, S. 109).

Inkontinenz nimmt mit dem Alter der Betroffenen in seiner Häufigkeit zu. 30 % der über 60-Jährigen sind fallweise inkontinent (Abb. 48). Betrachten wir die demografische Entwicklung unserer Bevölkerung, so ist es ganz wesentlich, eine suffiziente und flächendeckende Kontinenztherapie anzubieten, sowohl in der Rehabilitation als auch als präventive Maßnahme. Der Prävention gut zugänglich sind vor allem jene Fälle, bei denen nur fallweise Inkontinenzsymptome (z. B. nach Geburten) auftreten. Dies wird von den Betroffenen oft selbst nicht als Inkontinenz qualifiziert. Eine amerikanische Untersuchung zeigte auf, dass nur eine Person aus zwölf mit ihrem Arzt spricht, obwohl in über 80 % dieser Fälle geholfen werden kann. Mittels Biofeedback ist bei diesen Patienten/Klienten häufig eine Muskelschwäche der Beckenbodenmuskulatur bzw. Koordinationsstörung zwischen den Beckenbodenmuskeln und den akkzessorischen Hilfsmuskeln nachweisbar. Gynäkologische Operationen beseitigen oft Inkontinenzsymptome, die Beckenbodenmuskelschwäche bleibt jedoch bestehen. Hier ist ebenfalls zum langfristigen Erhalt des Operationserfolges ein Beckenbodenmuskeltraining zu empfehlen. In allen diesen Fällen sind eine rechtzeitige Aufklärung und eine standardisierte Beckenbodenmuskeldiagnostik und -therapie mit Biofeedback sinnvoll, vor allem unter dem Gesichtspunkt, dass Frauen oft drei und mehr Jahre warten, bevor sie die Symptome an relevanter Stelle besprechen. Biofeedback ist auch in der Sexualtherapie ein nicht zu vernachlässigendes Thema, da es sehr effizient hilft, die Beckenbodenmuskulatur wahrzunehmen.

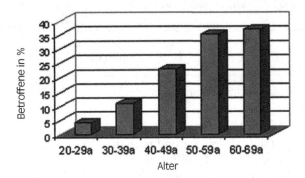

Abb. 48. Epidemiologie

Diagnostik und Schweregradklassifikation – dokumentieren Sie ihre Therapieerfolge

Aus physiologischer Sicht wird die Belastungsinkontinenz, früher auch als Stress-inkontinenz bezeichnet (SUI, „stress urinary incontinence"), als intravesikaler Druckanstieg (Blasendruck), der den intraurethralen Druck (Harnröhrendruck) übersteigt, definiert. Die Ursache liegt in der Beckenbodenmuskulaturschwäche. Bei der Mischinkontinenz liegt eine Beckenbodenmuskelschwäche und ein zu rascher Anstieg des Blasendruckes (bei physiologisch fehlerhaft kleinem Blasenvolumen kontrahiert sich plötzlich die Harnblase) vor.

Bevor eine Therapie begonnen wird, muss eine ärztliche Abklärung vorliegen. Die Therapie von Patienten ist in Absprache mit dem (Fach-)Arzt durchzuführen. Die Schwere der Inkontinenz hat Bedeutung für die Lebensqualität und für die Frage nach der Notwendigkeit einer Multimodalität des Therapieangebotes. Oft ist die Einbeziehung von zwei oder mehr Therapieformen wie z. B. die Gabe von Medikamenten, Beckenbodentraining, Elektrotherapie in Kombination mit Biofeedback erfolgreicher, als wenn nur eine Therapiemethode angewendet wird.

Für die Klassifikation der Inkontinenz liegen folgende Empfehlungen vor (Füsgen I 1997):

- ⊚ sporadische Inkontinenz   bis 10 ml/h
- ⊚ belastende Inkontinenz   bis 25 ml/h
- ⊚ schwere Inkontinenz   bis 50 ml/h
- ⊚ absolute Inkontinenz   über 50 ml/h

Praxisbezogen lässt sich die Inkontinenz mit dem 48-Stunden-PAD-Test messen. Dabei erhält der/die KlientIn Vorlagen, die vor und nach dem Wechsel jeweils möglichst genau abgewogen werden. Die Differenz zwischen trockener und gewogener Vorlage entspricht der Inkontinenzmenge in Gramm. Dies empfiehlt sich

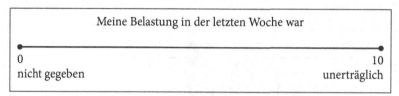

Abb. 49. VAS – Visuelle analoge Inkontinenzbelastungsskala

auch, wenn der Therapieerfolg standardisiert vor und nach der Therapieserie gemessen wird. Grundsätzlich gelten folgende Richtlinien:

- sporadische Inkontinenz bis 20 g in 48 Stunden, keine Vorlagen/Kontinenzversorgung nötig
- belastende Inkontinenz bis 100 g in 48 Stunden, fallweise Vorlagen/Kontinenzversorgung nötig
- schwere Inkontinenz bis 200 g in 48 Stunden, ständige Vorlagen/Kontinenzversorgung nötig außer in Ruhe
- absolute Inkontinenz mehr als 200 g in 48 Stunden, ständige Vorlagen/Kontinenzversorgung nötig

Die VAS – eine schnelle Evaluation der subjektiven Befindlichkeit

Empfohlen wird auch die Führung einer einfachen visuellen analogen Inkontinenzbelastungsskala (Abb. 49).

- 0 bedeutet keine subjektive Belastung innerhalb der letzten Woche durch Inkontinenz
- 10 bedeutet eine schwere, unerträgliche Belastung
- 5 bedeutet eine Belastung, die den Betroffenen im Rahmen der täglichen Alltagsroutine stören, jedoch tolerierbar sind

Das Kontinenztagebuch – ein wertvolles Hilfsmittel für das Therapiemonitoring

Wesentlichen Aufschluss über Therapieerfolge bietet ein Blasentagebuch. Es genügt vollkommen, dass dies für jeweils drei Tage vor und nach Therapieende ausgefüllt und mit den Klienten bzw. Patienten besprochen wird. Trink- und Verhaltensfehler sowie das Ausmaß der Inkontinenz können damit gut dokumentiert werden (Abb. 50).

Kontinenztagebuch – ein Auszug, um das Wesentliche zu erkennen:
Bitte an drei aufeinander folgenden Tagen sehr genau führen. Suchen Sie sich „Routine-
tage" aus. Notieren Sie die Uhrzeit, die Harnmenge (mittels Messbecher z. B. leeren
Joghurtbecher), ob ein Drang spürbar ist (J/N), Nass X. Geben Sie die ungefähre Getränkemenge (auch Suppen) an. 250 ml sind 1 Joghurtbecher. Notieren Sie Besonderheiten. Besonderheiten können z. B. sein: Bei diesem Getränk muss ich rasch auf das WC;
jedes Mal wenn ich die Haustüre aufsperre, laufe ich auch schon mit großem Drang zum
WC, …

Uhrzeit	Menge in ml	Drang/Nass	Getränke in ml	Besonderheiten
Bemerkungen				

Abb. 50. Kontinenztagebuch

Der Therapeut notiert sich folgende Parameter:
Ergebnis:
durchschnittliche Miktionsfrequenz am Tag: in der Nacht
durchschnittliche Miktionsmenge in ml am Tag   in der Nacht
Drangkomponente vorhanden/abnehmend/keine   Vorlage/Nass
durchschnittliche Getränkemenge in 24 Stunden

Wissenswertes zur Biofeedbackapplikation

Die Therapie der Inkontinenz sollte immer in Kombination mit einem Beckenbodentraining durch eine geschulte Fachkraft erfolgen. Das Beckenbodentraining
kann den Erfolg des Biofeedbacktrainings erhalten, wenn es regelmäßig und in
ausreichender Intensität durch die Betroffenen durchgeführt wird. Das Biofeedbacktraining selbst hat mehrere entscheidende Vorteile, die vor allem bei Betroffenen, die noch nie ein Beckenbodentraining durchgeführt haben, genutzt werden
können:

1. Biofeedback unterstützt online durch optisches und akustisches Feedback die Wahrnehmung. Es funktioniert als positiver Selbstverstärker.
2. Fehlkonditionierungen werden sofort erkannt und können durch den Patienten/Klienten korrigiert werden.
3. Das operante Lernen wird individuell abgestellt und die gewünschte Verhaltensformung wird durch ein „shaping" schrittweise auf das gewünschte Ziel ausgerichtet.
4. Kraft, Ausdauer sowie eine verbesserte Koordination der Muskelfunktion wird rasch und im EMG sichtbar verbessert (sichtbar durch eine Zunahme der EMG-Kurvenhöhe und ein verlängertes Plateau der gehaltenen Kontraktion).
5. Es gibt Heimtherapiegeräte, die eine Kontinuität der Therapie zu jeder vom Patienten gewünschten Zeit erlauben.

Für das Kontinenztraining wird das EMG-Biofeedback mit und ohne respiratorisches Feedback genutzt.

Basmjian hat bereits 1969 nachgewiesen, dass einzelne motorische Einheiten trainiert und kontrolliert werden können, und spricht von Biofeedback als die „dritte therapeutische Revolution (Basmjan JV 1999, S. 107–116). Mehrere motorische Einheiten bilden den Gesamtmuskel, dessen Entladungsfrequenz und Anzahl der aktiven motorischen Einheiten grafisch als Spannungskurve (EMG-Kurve, gemessen in µV) dargestellt werden.

Beim respiratorischen Feedback (Atemfeedback), das bei Patienten/Klienten mit Pressatmung, fehlerhaften Toiletteverhalten etc. zusätzlich angewendet wird, können mittels Infrarotsensor oder mittels Dehnungsmessstreifen (Atemgurt)

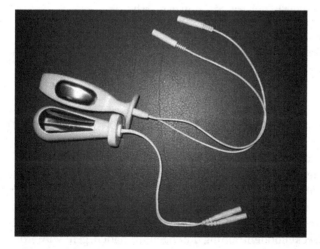

Abb. 51. Elektrodentypen

Atemrhythmus, Atemtiefe und Atemtyp dargestellt werden. Der Atemgurt wird knapp unterhalb des Rippenbogens fixiert, um die zwerchfellunterstützte Bauchatmung zu kontrollieren. Der Klient/Patient wird angeleitet, die Atmung regelmäßig fließen zu lassen und in der Ausatemphase die Beckenbodenmuskeln (eine Vaginalelektrode/Analelektrode wird gleichzeitig appliziert) anzuspannen. Die Bauchmuskulatur (Transversus abdominis oder Rectus abdominis) kann dabei zusätzlich mit einer Klebeelektrode kontrolliert werden, um eine zu starke Kontraktion dieses Muskels, der sich dann inhibitorisch auf die Beckenbodenmuskeln auswirken würde, zu vermeiden.

Als Elektroden für den Beckenboden eignen sich vor allem jene, die einen longitudinalen EMG-Abnahmebereich aufweisen (Abb. 51, Elektroden). Damit wird ein größerer Bereich der Beckenbodenmuskulatur erfasst, als dies bei zirkulären Elektrodenabnahmebereichen der Fall wäre. Das abgenommene Signal entspricht

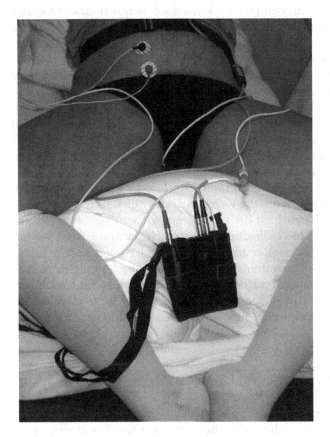

Abb. 52. Korrekte Lagerung, Klebelektroden an Rectus abdominis und intravaginale EMG-Elektrode sowie Atemgurt

einem Muskelspannungssummenpotenzial. Eine Referenzelektrode ist vorzugsweise an einem Knochenvorsprung (Spinae illica anterior superior) oder im Symphysenbereich anzubringen.

Ein leitfähiges schleimhautverträgliches Elektrodengel kann, muss jedoch
nicht appliziert werden. Die Elektrode wird von den Patienten nach vorherge-
hender Information über die richtige Positionierung, selbstständig eingeführt. Die
Straßenbekleidung kann anbehalten werden (Abb. 52).

Erfahrene Biofeedbacktherapeuten nutzen manchmal eine weitere EMG-Elektrode, um akkzessorische Muskelaktivitäten zu überwachen und in der Therapie
gezielt die Patienten oder Klienten anzuleiten, Fehlaktivierungen zu „verlernen".
Diese EMG-Elektroden sind zumeist Selbstklebeelektroden und werden für die
Überwachung des geraden/schrägen Bauchmuskels, der Adduktoren oder der
Glutealmuskulatur angewendet. An dieser Stelle sei jedoch gewarnt, die Patienten
durch eine Vielzahl von EMG- und Atemmuskelkurven zu überfordern. In der
ersten Phase der Therapie ist es oft ausreichend, die Aktivitäten dieser Muskeln zu
beobachten bzw. auch ein verbales Feedback durch Überprüfung der Muskelspannung mit der Hand zu geben, wenn inkorrekterweise Synergisten bzw. Agonisten
statt der Beckenbodenmuskeln angespannt werden. Eine komplette Ausschaltung
der geraden und schrägen Bauchmuskulatur bzw. der Glutealmuskulatur bei starker Beckenbodenmuskulaturanspannung ist physiologischerweise nicht möglich.
Verhindert werden sollte jedoch, dass statt der Muskeln des Beckenbodens diese
Muskeln benutzt werden. Die Dekonditionierung falscher Bewegungsmuster und
Rekonditionierung einer korrekten Anspannung können je nach Köperwahrneh-
mungsfähigkeit des Klienten/Patienten zeitintensiv sein, da die Lerneinheiten oft
in kleinen Schritten erfolgen müssen. Im Schnitt ist mit 10 Biofeedback-Therapie-
einheiten zu rechnen, um das korrekte Bewegungsmuster in die automatischen
Feedbackschleifen des Körpers sicher einzubauen.

Biofeedback sollte immer erst dann unüberwacht oder zu Hause vom Patienten durchgeführt werden, wenn die Korrektheit der Muskelaktivierung überprüft worden ist. Grundsätzlich ist die regelmäßige Einberufung des Patienten
und die Überprüfung der biofeedbackunterstützten Heimtherapie auch bei nur
einem einfachen Biofeedbackmodus anzuraten, um Fehler sofort korrigieren zu
können. Das intravaginale bzw. intrarektale EMG-Biofeedback ist die eleganteste
Methode, bei der Klient/Patient und Therapeut die Therapie überprüfen können.
Sie bietet auch den Vorteil einer guten intraindividuellen Vergleichbarkeit der Ergebnisse zwischen den Therapieeinheiten, wenn jeweils die gleichen Ausgangsbe-
dingungen herrschen.

Der Unterschied von Feedback und Biofeedback

Biofeedback ist die Möglichkeit, Biosignale mittels auditiver, taktiler oder visueller
Reize sicht- und hörbar zu machen und einer operanten Konditionierung zuzu-
führen. Feedback ist lediglich die Rückmeldung über ein feststellbares Ereignis/
Beobachtung, ohne dass eine Verhaltenskonditionierung erfolgt.

Feedback kann mittels Drucksensoren (manometrisches Feedback) erfolgen. Arnold Kegel, ein Gynäkologe aus den USA, hat bereits in den vierziger Jahren ein einfaches manometrisches Feedback, das Perineometer (Abb. 54) dazu herangezogen. Auch die Selbstüberprüfung durch Palpation der korrekten Kontraktion mittels Finger ist eine sehr simple Methode des Feedbacks. Zeige- und Mittelfinger werden an das Perineum (Damm) gelegt und bei korrekter Beckenbodenmuskelaktivität ist eine Kranialbewegung Richtung Nabel zu spüren. Noch klarer ist diese Kontraktionsbewegung durch eine intravaginale Palpation spürbar. Sie sind als einfache zusätzliche Hilfsmittel gut geeignet, die Kontrolle der Therapie in die Eigenverantwortung des Klienten/Patienten zu legen.

Die Biofeedback-Therapie mit dem „EU-PM-Konzept" nach Uher

Das elektromyografisch abgenommene Signalmuster (EMG) bei vaginaler Elektrodenplatzierung entspricht dem Summenpotenzial der Levator ani Gruppe, bestehend aus M. puborectalis, M. pubococcygeus und illeococcygeus. Mit erfasst wird auch der M. sphincter urethra externus, der die Schnellverschlussmöglichkeit der Urethra sichert, und der M. sphincter ani externus. Die einzelnen Muskeln können in allen gängigen Anatomieatlanten und in einschlägigen Fachbüchern nachgeschlagen werden (Tanzberger R 2004).

Bei Männern erfolgt die Messung mit Analelektroden. Hier wird vornehmlich der M. sphincter ani externus und in zweiter Linie der bei Männern deutlich kräftigere M. puborectalis gemessen.

Das Therapieschema, das hier vorgestellt wird, hat sich über viele Jahre in der Biofeedbackpraxis als sinnvoll und effizient erwiesen. EU steht für den Musculus urethrae externus, der für den Schnellverschluss ganz wesentlich ist. Dies wird mit den Quickflips (QF) geübt. Die Kontraktion verschließt die Urethra (Harnröhre), indem der EU-Muskel die Harnröhre verengt, während der Levator gegenstabilisiert. Das Training der Quickflips (QF-Training, siehe unten) hilft, die Drangkomponente zu unterbrechen. PM steht für die „pelvic floor muscles", also die Levatorgruppe. Das Training dieser Muskulatur ist vor allem bei Frauen wesentlich, um die mit dem Deszensus (Scheiden bzw. Gebärmuttervorfall) einhergehenden Inkontinenzprobleme zu beheben.

Die Patienten müssen in einem Vorgespräch eine klare Vorstellung über die Anatomie und die Art der Elektroden sowie deren Applikation erhalten. Auch über die Ziele der Biofeedbacktherapie und darüber, dass eine Muskelkräftigung nur durch das regelmäßige Üben möglich ist und über längere Zeit stabilisiert werden kann, ist zu informieren. Die Einwilligung in die (invasive) Therapie sollte vorzugsweise schriftlich vorliegen. Es empfiehlt sich, eine weitere Person im Raum zu haben, wenn die Therapie erfolgt, um gegebenenfalls Missinterpretationen zu vermeiden. Da die Klienten bzw. Patienten sich die Elektroden nach einer sorgfältigen Erläuterung selbst applizieren können und ihr Straßengewand oder zumindest die Unterwäsche anbehalten, sind kaum unangenehme, die Intimität des Patienten verletzende Situationen gegeben. Es empfiehlt sich zusätzlich, die Beckenregion mit einem Leintuch zu bedecken. Obligatorisch ist das Tragen von chirurgischen Handschuhen und sorgfältige Handhygiene. Sollte die Lage der Elektroden zu überprüfen sein, kann dies unter Zuhilfenahme der Hand des Patienten geschehen, damit die Schamregion nicht durch den Therapeuten berührt wird.

Die Elektroden müssen autoklavierbar sein oder als Einmalelektroden vorliegen, die pro Patient für die Dauer der Therapie vorgesehen und mit entsprechenden Desinfektionsmitteln sterilisierbar sind. Die Elektroden müssen CE-zertifiziert sein, dem Medizinproduktegesetz MPG entsprechen und für das Gerät vorgesehen sein. Patienten mit ansteckenden Erkrankungen, mit Bluterkrankungen usw. müssen unbedingt vorher vom Facharzt gesehen werden und die Therapie kann nur in Absprache mit diesem erfolgen.

Ein standardisiertes Therapieschema hilft stringente Ergebnisse zu sichern

Der Körper sollte bei der Erstevaluation in Rückenlage (45 Grad), Beine in einer Froschhaltung gelagert, positioniert werden. Die Knie sind mit Pölstern zu unterstützen, um die Entspannung der Adduktoren zu gewährleisten. Die Fußsohlen

---

Diagnose/subjektive Beschwerden: _____

BBM-Beurteilung Frauen	Beginn Datum:	1. Kontrolle Datum:	2. Kontrolle/Ende Datum:
Lebensqualität VAS (0–10)			
Kontinent J/N ?			
1. Ruhewert in µV	µV	µV	µV
2. Maximalwert in µV	µV	µV	µV
3. Nettowert in µV (Kraft)	µV	µV	µV
4. Quickflips J od. N / Anz.(10s) >> Qualität der QF (Koord.):	/	/	/
5. Kraft-Ausdauer >> Qualität der QF (Verlauf):	/10 sec.	/10 sec.	/10 sec.
6. Isometrie in s/Plateau	sec.	sec.	sec.

Bemerkung: _____

Ergebnis:
Therapie notwendig: ☐ Ja   ☐ Nein
Schulung in: ☐ Kraft   ☐ Quickflips   ☐ Kraft-Ausdauer   ☐ Isometrie/Plateau

Abb. 53. Protokoll

berühren einander (siehe Abb. 52). Davor ist die Elektrode von eigener Hand vaginal bzw. anal appliziert worden. Durch das Tragen der Unterwäsche sind eine automatische Fixierung der Kabel und eine weitgehende Sicherung der Elektrode in korrekter Position gegeben. Die Erdungselektrode ist an der Spinae illica ant. sup. bzw. im Symphysenbereich fixiert.

Basiseinstellung

Als Bildschirmeinstellung ist eine Einminutenbildschirmeinstellung sinnvoll. Die Skalierung ergibt sich aus der Grundspannung der Beckenbodenmuskeln und der maximalen Anspannung, zu der der Patient/Klient fähig ist. Zumeist bewegt sich die Skalierung um 10–30 µV vaginal und bis zu 100 µV anal. Für die Interpretation der Ergebnisse werden folgende Parameter herangezogen (siehe Abb. 53, Protokoll):

- Ruhespannung (Ruhewert in µV)
- Anstiegssteilheit der EMG-Kurve (fakultativ)
- Maximalwert (Maximalkraft) in µV
- Nettowert der Maximalspannung in µV (Maximalwert minus Ruhewert)
- Anzahl und Qualität der Quickflips
- Kraft (EMG-Signal-Amplitudenhöhe), gemessen in den Wiederholungssets
- Ausdauer (Isometrie), gemessen in Sekunden des gehaltenen EMG-Signals über 60 % des Maximalwertes

Trainiert werden je nach Ausgangsfragestellung die Zunahme der „Maximalkraft", gemessen in der Amplitudenzunahme des EMG-Signals, eine globale Kraft/Ausdauer (gehaltene Spannung in Sekunden über 60 % des Maximalwertes). Um die Drangkomponente zu unterbrechen, empfiehlt es sich, gezielt die Quickflips zu trainieren.

Die Anstiegssteilheit der EMG-Amplitude gibt im gewissen Maß die Rekrutierungsschnelligkeit (Latenz) wieder. Sie beträgt 0,5 Sekunden für die Kontraktion und 1,0 Sekunden für die Relaxationsphase.

Funktionelle Therapieschemata, die gezielt auf ein spezifisches Problem der Klienten/Patienten eingehen, wie z. B. Kontinenzprobleme nur bei Husten oder bei Sportausübung (!), können ebenfalls mit Biofeedback gut behandelt werden. Sie werden jedoch hier nicht vorgestellt, da bei vielen Betroffenen die Basistherapie bereits den gewünschten Erfolg bringt.

Durchführung der EU-PM Diagnostik n. Uher

Zeitaufwand ohne Instruktion ca. 5–6 Minuten
1. Instruktion und Lagerung, erstes Kennenlernen der Aufgabe
2. Ruhewert, Maximalwert, Nettowert in μV ermitteln
3. Quickflips
4. Ausdauer/Isometrie

Ad 1 – Instruktion und Lagerung, erstes Kennenlernen der Aufgabe

Der Zeitaufwand ist individuell auf Klienten und Patienten abzustellen. In dieser Phase ist es wichtig, dass die Funktionsweise des Biofeedbacks und die Aufgaben, die an die Betroffenen gestellt werden, klar kommuniziert sind. Der Bildschirm sollte als Einminutenbildschirm in der Voreinstellung festgelegt sein. Grundsätzlich beobachten Betroffener und Therapeut, wie gut die Beckenbodenmuskulatur entspannt bzw. willkürlich anspannt werden kann. In dieser ersten Phase wird auch die Fehlrekrutierung anderer Muskeln korrigiert. Wird z. B. die Glutealmuskulatur statt der Beckenmuskeln angespannt, so wird mittels verbalem Feedback den Patienten dies bewusst gemacht. Die elegante zweite Möglichkeit besteht in der Visualisierung der fehlerhaften Muskelrekrutierung mittels Oberflächen-EMG-Elektroden am betroffenen Muskel. Sehr häufig muss im ersten Therapieschritt auch eine entspannte Bauchatmung geübt werden. In einer idealen Sitzung ist es dem Klienten möglich, in der Ausatemphase eine kräftige Beckenbodenmuskulaturanspannung durchzuführen, ohne dass die Bauchmuskulatur im Übermaß aktiviert wird (Abb. 55, EMG).

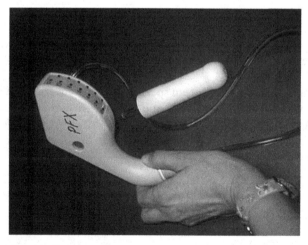

Abb. 54. Perineometer

Ad 2 – Ruhewert, Maximalwert, Nettowert in µV ermitteln

60 Sekunden ohne Anspannung die Kurve laufen lassen – Ruhewert notieren, danach zwei Mal maximal anspannen lassen – Ruhewert und den Mittelwert der zwei Maximalwerte notieren. Der Nettowert ergibt sich aus der Differenz des Ruhewertes zu dem notierten Maximalwert.

Ad 3 – Quickflips (QF)
Quickflips üben

Der Klient soll in 10 Sekunden möglichst viele kräftige kurze Anspannungen ohne Ermüdung zusammenbringen. Die Zuhilfenahme der akkzessorischen Muskeln ist dabei zu vermeiden. Zahl der QF notieren.

Die Anstiegssteilheit und das Halten der Qualität der QF (nur eine geringe Ermüdung über die Zeit) sind qualitative Parameter, die mitberücksichtigt werden. Ziel sind 10 QF in 10 Sekunden.

Ad 4 – Ausdauer/Isometrie

Gemessen wird die gehaltene Kontraktionszeit in Sekunden über 60 % des Maximalwertes. Ziel wäre es, 10 Sekunden Anspannung zu halten.

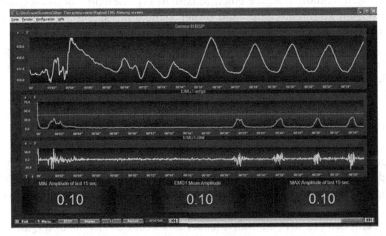

Abb. 55. Atmungskurve, Beckenbodenmuskelsummenpotenzial EMG, Transversus abdominis EMG

Die Biofeedback-Therapie mit dem „EU-PM-Konzept" nach Uher
Grundsätzliches zur Lagerung während der Therapie

Die liegende Position ist für viele Patienten/Klienten die korrekte Position und oftmals ausreichend, um den gewünschten Therapieerfolg zu erreichen. In einigen Fällen sollte jedoch auch im Sitzen geübt werden bzw. bei Betroffenen, die Harn bei Niesen, Husten oder Lachen verlieren, ist die Quickflip-Übung im Stehen mit und ohne Hustenprovokation sehr hilfreich.

Folgende Empfehlungen für die Therapie haben sich im Praxisbetrieb bewährt:

1. Ist die Ruhespannung sehr hoch – und sollte das EMG-Signal auch nicht nach den ersten Übungen in der Instruktionsphase unter (2)–4 µV liegen –, so ist dem Beckenbodentraining ein Entspannungstraining voranzustellen.
   → Entspannungsprotokoll

2. Nettowert unter 10 µV vaginal oder weniger als 5 QF in 10 Sekunden
   → koordinatives Kraftprotokoll

3. Isometrie (Ausdauer) unter 3 Sekunden   → Ausdauer-/Kraftprotokoll

4. Qualität der QF schlecht   → QF und Kraftprotokoll

Das Entspannungsprotokoll

Bei manchen Patientinnen ist der Ruhetonus sehr hoch. Der Maximalwert ist dann kaum von Baseline zu unterscheiden. Grundsätzlich ist hier anzumerken, dass es bisher keine Studie gibt, die einen Maximalwert mit dem Kontinenzgrad in Relation setzten konnten. Leider sind bisher keine Studien mit Normwerten publiziert. Die Studien mit Biofeedback stützen sich bisher auf das klinische Ergebnis der Besserung bzw. Kontinenzerreichung, gemessen mittels Pad-Test bzw. Kontinenztagebuch. Klinisch relevant erscheint auch der EMG-Nettowert im Biofeedback (Maximalwert minus Ruhewert). Empirisch finden sich häufig Nettowerte über 20 µV bei kontinenten Frauen. Inkontinente Frauen mit Nettowerten unter 10 µV haben keine oder kaum mehr Inkontinenzsymptome, wenn sie 20 µV erreicht haben.

Beim Entspannungstraining soll durch das Erlernen einer korrekten Atmung (d. h. bessere und tiefere Bauchatmung) und durch eine Reduktion der Atemfrequenz zur Senkung der Sympathikusaktivität Einfluss auf den hohen Beckenbodentonus genommen werden. Damit die Wahrnehmung der Beckenbodenmuskulatur verbessert wird, empfiehlt es sich, auf individueller Basis Teile des Kraft- und Quickflipprogramms zusätzlich durchzuführen, um den Klienten/Patienten den Unterschied zwischen Spannung und Entspannung deutlich vor Augen zu führen.

Das Kraftprotokoll (Zunahme der koordinativen MUAP-Rekrutierung)

Gesamtdauer 8–10 Minuten

Anspannen	Entspannen	Phase/Satz	Sätze	Pause zw. den Sätzen	Obere Schwelle	Untere Schwelle
2 sek	1 sek	20–30	4	60 sek	60 %	20 %

Dieses Protokoll kann bei verschiedenen Biofeedback-Geräten eingestellt werden und erleichtert so die Therapie. Wenn ein fortlaufender Bildschirm zur Verfügung steht, so ist ein Einminutenbildschirm sinnvoll. Anspannen und Entspannen sind zusammen eine Phase.

Trainiert wird mit dieser Einstellung von Beginn an. Wenn eine Ermüdung vorzeitig sichtbar wird (d. h. die eingegebene obere Schwelle nicht mehr erreicht wird), kann die Schwelle reduziert werden, die Zahl der Phasen pro Satz soll jedoch 30 haben. Tritt keine Ermüdung nach den vier Sätzen auf, wird folgendermaßen gesteigert.

Steigerung
1. Die obere Schwelle in 5er-Schritten bis maximal 90 % bei obigen Protokoll erhöhen
2. Die Wiederholungen pendeln dabei zwischen 20–30 Phasen/Satz
3. Trainiert wird pro Sitzung bis zur Ermüdung

Der Maximalwert muss jedoch bei jeder weiteren Therapiesitzung neu festgelegt werden.

Mögliches Therapieziel:
30 WH – 4 Sätze – 90-%-Schwelle

Das Ausdauerprotokoll

Gesamtdauer ca. 4 bis maximal 27 Minuten

Anspannen	Entspannen	Phase/Satz	Sätze	Pause zw. den Sätzen	Obere Schwelle	Untere Schwelle
3–10 sek	1 : 1	10–20	4	45 sek	60 %	20 %

Wenn ein Biofeedback-Programm mit fortlaufender EMG-Kurve zur Verfügung steht, so ist zu Beginn die Einstellung eines Dreißigsekundenbildschirms sinnvoll.

Trainiert wird mit oben dargestellter Geräteeinstellung, wobei das Anspannungsplateau mindestens 3 Sekunden über der 60-%-Schwelle bleiben soll.
Die Wiederholungzahl der Phasen wird kontinuierlich in 5er-Schritten auf 20 WH gesteigert. Der Maximalwert muss bei jeder weiteren Therapiesitzung neu festgelegt werden.

Mögliches Therapieziel:
20 WH – 4 Sätze – 60-%-Schwelle

Das Quickflipprotokoll

Dieses ist an den Patienten individuell anzupassen. Ziel ist eine gute Muskelschnellkraft. Die Quickflips (QF) sollen spitz und schmal in ihrer Amplitude sein. Zuerst sind die koordinativen Muskeleigenschaften zu trainieren, erst dann die Schnelligkeit. Mit der Zeit wird die Serienanzahl gesteigert.

Mögliches Therapieziel:
60 QF – 10 Sätze – 90-%-Schwelle, bei guter Qualität der QF

Zum Abschluss noch einige Bemerkungen zum Biofeedbacktraining im Rehabilitationssetting: Biofeedback unterstützt die Selbstkontrolle und Eigenkompetenz der Betroffen

Biofeedback nimmt mit Hilfe der auditiven und visuellen Online-Signale, die die Beckenbodenmuskelaktivität anzeigen, die Unsicherheit des Patienten/Klienten, ob das Beckenbodentraining auch „richtig gemacht" wird. Durch diese Eigenschaft unterstützt es die Eigenkompetenz der Betroffenen.

In der Rehabilitation wird zwischen
- „Impairment" (Funktionsstörung) – d.h. hier in diesem Kontext die Belastungs-, Misch- und Dranginkontinenz",
- „Disability" (Behinderung) – d.h. körperliche Behinderungen durch unfreiwilligen Harnverlust als Symptom und
- „Partizipationsstörung" – d.h. die individuelle Störung des Betroffenen in seinem soziokulturellen Leben auf Grund der Erkrankung

unterschieden.

Mit Biofeedback werden in all diesen Bereichen Verbesserungen eingeleitet. Es werden die Gefühle der Angst, Hoffnungslosigkeit und sozialen Isolation reduziert.

Der Therapeut soll auch in der Wortwahl ganz bewusst alles meiden, was im Klienten/Patienten Angst, Schmerz, Scham oder innere Ablehnung des Intimbereiches auslöst. Grundsätzlich ist von einem „Kontinenztraining" zu sprechen und Worte wie „zwicken Sie die Beckenbodenmuskeln zusammen" sind zu meiden.

Für viele Betroffene ist die gute Aufklärung über die Anatomie und Funktion der Beckenbodenmuskeln sehr hilfreich. Für viele ist es wichtig zu wissen, dass sie nicht alleine mit dieser Erkrankung oder Muskelfunktionsschwäche konfrontiert sind, sondern dass der unfreiwillige Harnverlust zu den sozialen Tabus gehört und viele Menschen betroffen sind. Die Klienten/Patienten werden durch die deutlich sichtbaren Fortschritte während des Biofeedbacktrainings zusätzlich motiviert, die erlernten Fähigkeiten lebenslang weiter zu trainieren. Als Therapeut ist es wichtig, auch auf die Verantwortung des Einzelnen hinzuweisen, in der Familie und dem Bekanntenkreis Aufklärung zu diesem Thema zu bieten, damit die Vorbeugung (Prävention) mehr als bisher in den Vordergrund treten kann.

Ausblick

*Körper und Geist sind eine Einheit, jede bewusst
oder unbewusst erzeugte Veränderung
des geistig emotionalen Zustandes erzeugt
eine Veränderung des physiologischen Zustandes
und umgekehrt.*

*… Die Biofeedbackforschung erbringt die ersten
medizinisch nachprüfbaren Hinweise darauf,
dass geistige Kräfte sowohl Krankheiten zu heilen
als auch hervorzurufen vermögen.*
Simonton

Wir leben in einer Welt, in der wir den Kontakt zu uns selbst, zu unserem Körper, unseren Gefühlen, Ressourcen und unserer Intuition sehr leicht verlieren können. Die Technik des Biofeedback und Neurofeedback gibt uns die Chance, mit diesen Teilen unseres Selbst wieder in Verbindung zu treten. Über die Visualisierung der innerpsychischen Prozesse oder Muskelspannung am Computerbildschirm werden Veränderungen im Körper, die der Mensch nicht oder nicht mehr spüren kann, wieder erfahrbar und erlebbar gemacht. Somit wird eine Brücke geschlagen zwischen der Seele, der Gedankenwelt und dem Organismus; Vom Sehen – zum Verstehen – zum Spüren!

Biofeedback und Neurofeedback sind aus Therapie- und Trainingsprogrammen nicht mehr wegzudenken und eröffnen ungeahnte Perspektiven sowohl für Therapeuten, Ärzte, in Heilberufen Tätige und Coaches, als auch für Patienten und Klienten. Bei all der großen Liebe zur Technik dürfen wir allerdings nicht vergessen, dass sich hinter dem Biofeedback-Gerät ein Mensch befindet. Wir sollten uns auch bewusst machen, dass die Einsatzmöglichkeiten dieser neuen Technologie zwar sehr vielfältig sind, dass aber immer nur die gleichen Parameter gemessen werden können. Es wird daher darauf ankommen, wie gut der Therapeut, Arzt und/oder Coach sie in ein individuelles Trainingskonzept integriert, um seinem Patienten/Klienten eine Lernerfahrung, Selbstregulation oder Heilimpulse zu ermöglichen.

Meine Vision für die Zukunft ist die Hoffnung, dass sich ein gesteigertes Bewusstsein für das Potenzial und die Pflege der inneren Ressourcen unter den Menschen herausbildet. Durch Biofeedback und Neurofeedback können diese Ressourcen gepflegt, der Kontakt wiederhergestellt und für zahlreiche Bereiche und Beschwerdebilder genutzt werden, wie zum Beispiel für die individuelle Gesundheitspflege, für Heilungsprozesse, im Schmerzmanagement, in der Rehabilitation, bei psychischen Beschwerden und Störungen, in der Stressprävention, in der Persönlichkeitsbildung, im Sport und andere.

Biofeedback und Neurofeedback haben an sich keine Nebenwirkungen, aber sehr wohl Kontraindikationen. Für eine gelingende Therapie/Training ist deshalb eine profunde Aus- und Fortbildung in Biofeedback/Neurofeedback und angrenzende und/oder fächerübergreifende Disziplinen, das Arbeiten im Netzwerk, regelmäßiger Austausch mit Kollegen und die Ausformung eines eigenen Menschenbildes von Vorteil. Je nach Anwendungsgebiet wird daher eine mehr oder weniger umfangreiche Ausbildung für den jeweiligen Anwender Sinn machen und notwendig sein. Neben den nationalen und internationalen Organisationen und den Softwareherstellern, bietet das Zentrum für praxisorientierte Fort- und Weiterbildung (www.biofeedback-neurofeedback.com) Informationen, Supervision, ergänzende und vertiefende Seminare, Ausbildungen, Vorträge und Workshops für interessierte Anwender an.

Die Anwendungsgebiete und Möglichkeiten des Einsatzes von Biofeedback/Neuro-feedback sind überaus vielfältig und noch lange nicht vollständig erforscht. Doch hinter all der Technik steht der Mensch mit seiner Würde, seinen Problemen, seinem Schicksal und seiner Hoffnung. Bei all unseren therapeutischen Interventionen und der dabei angewandten Technik sollten wir das nicht vergessen.

Agelink MW (2003) Erhöhtes kardiovaskuläres Risiko bei depressiven Patienten: Depression und autonome Dysfunktion, Deutsches Ärzteblatt 100, Ausgabe 20, S A-1374, B-1146, C-1074; www.aerzteblatt.de/v4/archiv/artikeldruck.asp?id=36982

Andrasik F et al. (2002) Biofeedback treatment of recurrent headaches in children and adolescens. In: Guidetti V, Russel G (eds) Headache and migraine in childhood and adolescence. Martin Dunitz, London, pp 317–322

Andrasik F et al. (2003) Brief neurologist-administered behaviourial treatment of pedriatic episodic tension-type headache. Neurology 60: 1215–1216

Angermeier WF et al. (1991) Lernpsychologie, 2. erw. Auflage. E. Reinhardt Verlag, München Basel

Bach Y, Rita P (1983) Rehabilitation versus passive recovery of motor control following central nervous system lesion. Motor control mechanisms in health and disease. In: Desmedt JE (ed) Raven Press, New York

Baron R et al (1999) Causalgia and reflex sympathetic dystrophy: does the sympathetic nervous system contribute to the generation of pain? Muscle and Nerve 22: 678–695

Basmajian JV (1999) J Applied Physiology Jun (24) 2: 107–116

Bigal ME et al (2004) Primary chronic daily headache and its subtypes in adolescents and adults. Neurology 63: 843–847

Bille B (1981) Migraine in childhood and its prognosis. Cephalalgia 1: 71–75

Blackledge JT, Hayes SC (2001) Emotion regulation in acceptance and commitment therapy. J Clin Psychol 57 (2): 243–255

Blanchard-Remond A et al (1994) Biofeedback: principle and application. Mason & Cie., Paris

Blanchard-Remond A (2005) Application of biofeedback and managing stress. Lecture, American Hospital of Paris

Bolliet O, Collet C, Dittmar A (2005) Autonomic nervous system activity during actual and mentally stimulated preparation for movement. Applied Psychophysiology and Biofeedback 30 (1): 11–20

Böschemeyer U (2005) Unsere Tiefe ist hell – Wertimagination – ein Schlüssel zur inneren Welt. Kösel, München

Caird SJ, McCenzie AD, Sleivert GG (1999) Biofeedback and relaxation techniques improve running economy in sub-elite long distance runners. Medicine and Science in Sports and Exercise 31 (5): 717–722

Caterini R, Delhomme G, Deschaumes-Molinario C, Dittmar A, Economides S, Vernet-Maury E (1995) Increased activation as a limiting factor of performance in sharp shooters. Neuropsychologia 33: 385–390

Culbert TP et al (2003) Pediatric applications other than headache in biofeedback: a practitioner's guide. In: Schwartz MS, Andrasik F (eds) 3. Auflage, S 696–724

Culbert TP et al (1998) Biofeedback and self-regulation skills training for children; biofeedback. Newsmagazin of the Association for Applied Psychophysiology and Biofeedback 26 (3) Wheat Ridge

Csikszentmihalyi M (2000) Das Flow-Erlebnis; Jenseits von Angst und Langeweile: im Tun aufgehen, 8. Aufl. Klett-Cotta, Stuttgart

Dennolet J et al. (1996) Personality as independent predictor of long-term mortality in patients with coronary heart disease. In: Sroka K (2002) Herzinfarkt vermeiden; Neue Wege zur Vorbeugung und Heilung. Psychosozial Verlag, Gießen

Efron R (1956) Effect of olfactoric stimuli in arresting uncinate fits. Brain 79: 267–281

Efron R (1957) The conditioned inhibition of uncinate fits. Brain 80: 251–261

Eugene G (1999) Peniston and Paul J. Kolkovsky, Neurofeedback in the treatment of addictive disorders in James R. Evans and Andrew Abarbanel (ed) "Introduction to quantitative EEG and neurofeedback". Academic Press, New York, pp 157–179

Evans C (2002) The effects of anxiety on long term semantic memory in children and the role that anxiety plays on the retention and retrieval of school-related information. University of Denver

Ewert J-P (1998) Neurobiologie des Verhaltens; Kurzgefasstes Lehrbuch für Psychologen, Mediziner und Biologen. Huber Verlag, Bern

Ferenczi S (1925) Contraindications to the "active" psycho-analytical therapy in psycho-analysis. In: S. Ferenczi (1953), Further contributions to the theory and technique of pschoanalysis (pp. 198–217). Basic Books, New York

Fisseni H-S (1998) Persönlichkeitspsychologie. Ein Theorienüberblick, 4. Aufl. Hogrefe, Göttingen

Frankl V (1996) Zeiten der Entscheidung, 3. Aufl., Herder, Freiburg, S 139

Frankl V (2000) Das Leiden am sinnlosen Leben. Verlag Herder, Freiburg, 11. Aufl., S 75 ff

Frankl V (1994) Logotherapie und Existenzanalyse, Psychologie Verlags Union, Weinheim, S 47 ff und in: Der Mensch vor der Frage nach dem Sinn, Piper, 1996, 8. Aufl., S 46ff

Frankl V (1993) Theorie und Therapie der Neurosen – Einführung in Logotherapie und Existenzanalyse, 7. Aufl. Verlag Reinhardt, München, S 96

Freud A (1936) Das Ich und die Abwehrmechanismen. Wien (1948). The ego and the mechanisms of defense. Hogarth Press, London

Freud S (1900) Die Traumdeutung. Leipzig: F Deuticke V (1932) The interpretation of dreams. Allen & Unwin, London

Friedman, Rosenman (1974) In: Payne, Rosemary: Entspannungstechniken G. Fischer Verlag, Stuttgart, 1998, S 48

Füsgen I (1997) Inkontinenzmanual, 2 Aufl. Springer, Wien New York

Gastpar M et al. (Hrsg.) (2003) Psychiatrie und Psychotherapie, 2.Aufl. Springer, Wien New York, S 166 ff, S 168 ff

Gosepath K et al. (2001): Neurofeedback in der Therapie des Tinnitus, HNO 49, S 29–35, Springer, Wien New York

Gould D, Udry E (1994) Psychological skills for enhancing performance: arousal regulation strategies. Medicine and Science in Sports and Exercise 26 (4): 478–485

Gowers WR (1881) Epilepsy and other chronic convulsive disorders. Churchill, London

Green E (1977) Biofeedback – eine Möglichkeit zu heilen

Green E, Green A, Walters ED (1970) Voluntary control of internal states: psychological and physiological. Journal of Transpersonal Psychology 2: 1–26

Grinder M (1995) NLP für Lehrer. Ein praxisorientiertes Arbeitsbuch, 4. Aufl. VAK Verlag, Freiburg

Grüsser S et al (2005) Exzessive Computernutzung im Kindesalter – Ergebnisse einer psychometrischen Erhebung. Wr Klin Wochenschrift 17 (5–6): 188–195

Gruzelier J et al. (2003) Ecological valitidy of neurofeedback: Modulation of slow wave EEG enhances musical performance. 7th Annual Meeting der Biofeedback Foundation of Europe

Headache ClassificationCommittee of the International Headache Society (1988) Classification and diagnostic criteria for headache disorders, cranial neuralgias and facial pain. Caphalalgia 8 [Suppl] 7: 1–96

Headache ClassificationCommittee of the International Headache Society (2004) The international classification of headache disorders. Cephalalgia 24 [Suppl] 1: 1–152

Howe RC, Sterman MB (1972) Cortical-subcortical EEG correlates of suppressed motor behavior during sleep and waking in the cat. Electroencephalogr Clin Neurophysiol 32 (6): 681–695

Hunskaar S et al (2002) In: Abrams P et al. (eds) Incontinence. Plymouth, United Kingdom: Plymbridge Distributers Ltd , S 165–201

Jung CG (1918) Studies in word-association; experiments in the diagnosis of psychopathological conditions carried out at the Psychiatric clinic of the University of Zurich, under the direction of CG Jung (transl., Dr. MD Eder). London, W. Heinemann, Ltd. (Original Swiss publication 1906).

Kajander R et al (1998) Teaching diaphragmatic breathing to children; biofeedback. Newsmagazin of the Association for Applied Psychophysiology and Biofeedback 26 (3) Wheat Ridge

Kotchoubey B, Kübler A, Strehl U, Flor H, Birbaumer N (2002) Can humans perceive their brain states ? Consciousness and Cognition 11 (1): 98–113

Kotchoubey B, Strehl U, Uhlmann C, Holzapfel S, König M, Fröscher W, Blankenhorn V, Birbaumer N (2001) Modification of slow cortical potentials in patients with refractory epilepsy. Epilepsia 42(3): 406–416

Kropiunigg U (1990) Psyche und Immunsystem; psychoneuroimmunologische Untersuchungen. Springer Wien New York

Kuno MD (2002) Krebs in der Naturheilkunde; Ein Versuch zur Systematik in der naturheilkundlichen Onkologie, 2. neu bearb. erw. Auflage. Richard Pflaum, München, S 130 f

Kuttner L et al (2003) Hypnosis, biofeedback and applied psychophysiology: self-regulation skills training for children in pain. Artikel vor Veröffentlichung privat überlassen

Kuttner L (1985a) No fears, no tears, children with cancer coping with pain 1985. Video documentary (27 min) available from Canadian Cancer Society, 885 W. 10th Ave, Vancouver BC V5Z 4J4 Canada, Fax: 604-872-4400 X292. b) „No fears, no tears – 13 years later" 1998 Video documentary on the long-term impact of children's pain control. Available from 203-1089 W. Broadway, V6H 1E5 Canada. Fax: 604-294-9986

Landers, DM, Petruzzello SJ, Salazar W, Crews DJ, Kubitz KA, Gannon T, Han M (1991) The influence of electrocortical biofeedback on performance in pre-elite archers. Medicine and Science in Sports and Exercise 23: 123–129

Larsson B (2002) Prognosis of recurrent headaches in childhood and adolescents. In: Giudetti V, Russel G et al (eds) Headaches and migraine in childhood and adolescents. Martin Dunitz, London, pp 203–214

LeDoux JE (1996) The emotional brain: the mysterious underpinnings of emotional life. Simon & Schuster, New York

Leins U (2004) Train your brain. Neurofeedback für Kinder mit einer Aufmerksamkeitsdefizit-/ Hyperaktivitätsstörung(ADHS).FakultätfürInformations-undKognitionswissenschaftender Eberhard-Karls-UniversitätTübingen.Online-Publikationhttp://w210.ub.uni-tuebingen.de/ dbt/volltexte/2004/1456/

Lerner M (2000) Krebs – Wege zur Heilung, alle wichtigen Therapien von der Naturheilkunde bis zur Schulmedizin. Neuausgabe, Verlag Piper, S 44, München

Lerner M (2000) S 55: Übersetzung: Kinderlose Frauen bekommen ihn / und Männer, wenn sie sich zur Ruhe setzen – / als brauchten sie ein Ventil / für dieses unterdrückte schöpferische Feuer.

Lewis D (1999) Das Tao des Atmens. Rowohlt Taschenbuch, Reinbek

Löllgen H (1996) Neue Methoden In der kardialen Funktionsdiagnostik – Herzfrequenzvariabilität. Deutsches Ärzteblatt 31–32: S 2029

Lubar JF (1991) Discussion of the development of EEG diagnostics and biofeedback treatment for attention deficit/hyperactivity disorders. Biofedback and Selfregulation 16: AAPB

Lukas, E (1998): Lehrbuch der Logotherapie; Menschenbild und Methoden. Profil Verlag, S 90 ff

Lysons D (1772) Practical essays upon Intermitting Fevers. Bath Rockstroh B, Elbert T, Birbaumer N, Wolf P, Düchting-Röth A, Reker M, Lutzenberger W, Dichgans J (1993) Cortical Self-Regulation in patients with epilepsies. Epilepsy Research 14: 63–72

Martin JL et al (2006) Systematic review and evaluation of methods of assessing urinary incontinence. Health Technol Assess 10 (6): 1–132, iii–iv

McCraty R (2002) Heart rhythm coherence, an emerging area of biofeedback. Biofeedback 30 (1): 23–25

Merkens L (1989) Aggresivität im Kindes- und Jugendalter; Entstehung, Ausdrucksformen, Interventionen. E. Reinhardt Verlag, München Basel

Mindell J (1993) Sleep disorders in children. Health Psychol 12: 151–162

Monastra VJ et al (2002) The effects of stimulant therapy, EEG biofeedback, and parenting style on the primary symptoms of attention-deficit/hyperactivity disorder. Appl Psychophysiol Biofeedback 27: 231–249

Morschitzky H (2004) Angststörungen. Diagnostik, Konzepte, Therapie, Selbsthilfe, 3 Aufl.

Springer, Wien New York, S 228 ff, S 268 ff

Moss D, Lehrer P (1998) Body work in psychotherapy before biofeedback. Biofeedback 26 (1): 4–7, 31

Mück-Weymann M (2005) Der Hausarzt 3/05, S 69

Müller F et al. (2000) Biofeedback bei Lähmungen und anderen neurologischen Erkrankungen. In: Rief W, Birbaumer N (Hrsg) Biofeedback-Therapie. Grundlagen, Indikationen und praktisches Vorgehen. Schattauer, Stuttgart New York, S 177–189

Nagel JJ (1998) Pain and injury in performance musicians: a psychodynamic approach. In: Sataloff R et al. (eds) Performing arts medicine, 2nd edn. Singular, San Diego

Nancy E. White (1999) Theories for the effectiveness of Alpha-Theta Training for multiple disorders. In: James R. Evans and Andrew Abarbanel (ed) "Introduction to Quantitative EEG and Neurofeedback". Academic Press, pp 341–367

Norris P (1989) Biofeedback: principles and practice, 3rd edn. In: Basmajian JV (ed) Williams and Wilkins, Baltimore, pp 268–270

Norris L et al. (1999) Performance Enhancement Training Through Neurofeedback in James R. Evans and Andrew Abarbanel, "Introduction to Quantitative EEG and Neurofeedback". Academic Press, S 224–240

New York Times (1983) A way to rid children of tension. Dylan Landis

Ostwald P et al (1998) Psychiatric problems of performing artists. In: Sataloff R et al (eds) Performing arts medicine, 2nd edn. Singular, San Diego

Paschinger R, Pirker-Binder I: Die Existenzanalyse und Logotherapie aus Sicht eines heutigen Nervenarztes; Artikel in press: Die „noetische" Dimension definierte Frankl als (im Gegensatz zu Tieren) spezifische menschliche Ebene, in der das Wertesystem des Menschen beheimatet ist, aber auch die Spiritualität des Menschen und die Frage nach dem Sinn in seinem Leben (nicht zu verwechseln mit der philosophischen Frage nach dem Sinn des Lebens an sich). Weiters ermöglicht diese noetische Dimension dem Menschen, zu sich selber Stellung zu beziehen, zu sich selber quasi „auf Distanz zu gehen", sich aus dieser (geistigen) Distanz selber zu betrachten und zu beurteilen.

Pickering M (1986) Communications in explorations. A Journal of Research of the University of Maine 3 (1): 16–19

Piskering MA (2005) Tinnitus und Stress, Biofeedback als alternative Behandlungsmöglichkeit. VDM Verlag Dr. Müller, Berlin, S 42

Pinel JPJ (1997) Biopsychologie; Eine Einführung. Spektrum Akademischer Verlag GMBH Heidelberg–Berlin, S 54

Pirker-Binder I (2003a) Biofeedback & Schule. Eine Zukunftsvision für ein entspannteres Miteinander. Zeitschrift für Schulmanagement 5: 16–18

Pirker-Binder I (2003b) Biofeedback. Der Arzt. In: Neumaerker H (Hrsg) Bezirksinformation-Zeitschriftenverlag, Wien, S 473–475

Pirker-Binder I (1999) Anti-Stress-Training. Wiener Lehrerzeitung 4: 5–6

Pirker-Binder I, Lang C (2002) Biofeedback für Kinder und Jugendliche: Prävention und Therapie. Gamed 2: 8–9

Pirker-Binder I (2004) Biofeedback: Auf dem Weg zu den inneren Ressourcen. Promed Komplementär 9: 14–20

Pirker-Binder I (2005) Schmerzmanagement für Kinder – mit Geschichten helfen. Procare 9: 8–12

Pirker-Binder I, Lang C (2005) Anti-stress and conflict managment for children: preventive work in schools. Biofeedback™ 33 (4): 143–148, 158

Pirker-Binder I (2005) Logotherapie und Existenzanalyse; Psychotherapie der Gegenwart/des Zeitgeistes. Psychopraxis 3: 10–11

Pirker-Binder I (2005) Computerarbeit – Schmerzen und Burnout als Folge. Richtiges Training hilft. Promed Komplimentär 3: 23–26

Pirker-Binder I (2005) Antiaging – Schönheit kommt von Innen. Promed Komplimentär 2: 16–18

Pirker-Binder I (2006) Das Herz im Spannungsfeld. Therapeutische Maßnahmen und Herzratenvariabilität. Promed Komplimentär 2: 11–18

Pirker-Binder I (2006): Biofeedback in der Praxis, Band I Kinder. Springer, Wien New York, S 101

Pirker-Binder I (2007) Ganzheitliche Behandlungsmöglichkeiten des Tinitus. Promed Komplimentär 2: 18–19

Pirker-Binder I (2007) Leben trotz Krebs. Neues Sinnerleben – Kraft schöpfen durch Psychotherapeutische Begleitung. Promed Komplimentär 6: 16–17

Pirker-Binder I (2007) Distanzierung von der Angst. Therapeutische Möglichkeiten in der Behandlung von Angststörungen. Promed Komplimentär 4: 14–17

Powers SW et al (2005) Biobehavioral treatment disability and psychological effects of pediatric headache. Pediatric Annals 34 (6): 461–465

Pritz A (2007) Psychotherapie – Seele auf der Couch; Innenwelt, S 32; Initiative Welt der Depression

Reich W (1927) Die Funktion des Orgasmus: Zur Psychopathologie und zur Soziologie des Geschlechtsleben. Internationaler Psychoanlytischer Verlag, Wien
(1942) The function of the orgasm. Orgone Institute Press, New York

Reich W (1933) Charakteranalyse: Technik und Grundlagen fur studierende und praktizierende Analytiker. Zelbstverlag, Wien

Reich W (1945) Character analysis. Orgone Institute Press, New York

Robbins J (2000) A Symphony in the Brain. Atlantic Monthly Press

Rosenthal R (2004) Biofeedback for stroke and traumatic brain injuries. Biofeedback 32 (1), Association for Applied Psychophysiology and Biofeedback

Rother D et al (2001) Headaches in children and adolescents. In: Silberstein SD, Lipton RB, Dalessio DJ (eds) Wolff's Headache and other head pain, 7th edn, pp 539–561

Roure R, Collet C, Deschaumes-Molinaro C, Delhomme G, Dittmar A, Vernet-Maury E (1999) Imagery quality estimated by autonomic response is correlated to sporting performance enhancement. Physiology & Behavior 66 (1): 63–72

Sanders MR (1999) The triple P – positive parenting program: towards an empirically validated multi-level parenting and support strategy for the prevention and treatment of child behaviour and emotional problems. Clin Child Fam Psychol Rev 9 (2): 71–90

Schneider C (2004) Invited adress. Association for applied psychophysiology and biofeedback. Colorado Springs

Servan-Schreiber D (2005) The instinct to heal: curing depression, anxiety and stress without drugs and without talk therapy. Rodale Books

Sime W (2003) Sports psychology applications of biofeedback and neurofeedback. In: MS Schwartz & F. Andrasik (eds) Biofeedback. A Practioner's Guide. Guilford Press, New York, pp 560–583

Simonton OC (2005) Wieder gesund werden. Eine Anleitung zur Aktivierung der Selbstheilungskräfte für Krebspatienten und ihre Angehörigen, 4. Aufl., Rowohlt Verlag Hamburg, S 13ff, S 32ff, S 44ff, S 45ff, S 123 ff

Sterman MB, Friar L (1972) Suppression of seizures in an epileptic following sensorimotor EEG feedback training. Electroencephalogr Clin Neurophysiol 33 (1): 89–95

Sterman MB, MacDonald LR (1978) Effects of central cortical EEG feedback training on incidence of poorly controlled seizures. Epilepsia 3: 207–222

Strehl U et al (2004) EEG-Feedback für Kinder mit einer Aufmerksamkeitsdefizit- und Hyperaktivitätsstörung (ADHS). Kindheit und Entwicklung 13 (3)

Strehl U et al (2006) Neurofeedback bei einer Aufmerksamkeitsdefizit- und Hyperaktivitätsstörung (ADHS). In: Rief W, Birbaumer N (Hrsg) Biofeedback-Therapie. Schattauer, Stuttgart, S 208–229

Stroebel CF (1982) QR: the quieting reflex. G.P. Putnam's Sons, New York

Stroebel CF (1989) QR: a conditioned quieting reflex for optimizing applied psychophysiology, biofeedback, and self-regulation therapies. In: Basmajian JV (ed) Biofeedback: principles and practice, 3rd edn. Williams ans Wilkins, Baltimore, pp 268–270

Stroebel E et al (1984) The quieting reflex: a psychophysiologic approach for helping children deal with healthy and unhealthy stress. Chapter 12. Stress in childhood. In: James H (ed) AMS Press, Inc, Humphrey

Stroebel E (2005a) Kiddie quieting reflex: a choice for children. Stress management program for children aged 3–9. CD program

Stroebel E (2005b) Biofeedback and stress management techniques for children and adolescents. Fall conference. The Biofeedback Society of Florida. Tampa

Sroka K (2002) Herzinfarkt vermeiden. Neue Wege zur Vorbeugung und Heilung. Psychosozial Verlag, Gießen, S 39ff, S 53 ff, S 83ff, S 333 ff

Sroka (2006) Herzinfarkt. Neue Wege. Vom Scheitern moderner Herzmedizin. Books on Demand GMBH, Norderstedt, S 31

Sternbach R (1966) Principles of psychophysiology. Academic Press, New York

Tanzberger R (2004) Der Beckenboden – Funktion, Anpassung und Therapie. Urban & Fischer

Toomim M, Toomim H (1975) GSR biofeedback in psychotherapy: some clinical observations. Psychotherapy: Theory, Research and Practice 12 (1): 33–38

Thompson R (1994) Das Gehirn: von der Nervenzelle zur Verhaltenssteuerung. 2. Aufl. Spektrum Verlag, Heidelberg Berlin Oxford

Tozzo CA, Elfner LF, May JG Jr (1988) EEG biofeedback and relaxation training in the control of epileptic seizures. International Journal of Psychophysiology 6 (3): 185–194

Van Balkom AJ et al (1997) A meta-analysis of the treatment of panic disorder with or without agoraphobia: a comparison of psychopharmalogical, cognitive-behavioral, and combination treatments

Von Bornhaupt B et al (1991) Kinder im Stress? Ein Ratgeber für die Lebensprobleme der 6- bis 16jährigen. Beltz Verlag, Weinheim Basel

Wancata J (2007?) Psychische Erkrankungen – Trends und Fakten; Innenwelt, S 36–37; Initiative Welt der Depression

Whatmore G et al (1974) The physiopathology and treatment of functional disorders. Grune and Stratton, New York

Whatmore G et al (1979) Dysponesis: a neurophysiologic factor in functional disorders. In: Peper E et al (eds) Mind/body integration. Essential readings in biofeedback. Plenum Press, New York, pp 379–410

Wichramasekera J (1988, 1998) Secrets kept from the body but not the body or behavior. The unsolved problems of Identtifying and treating somatization and psychophsiological disease. Advances In: Mind-Body Medicine 14: 81–89

Wickramasekera IE (1988) Clinical behavioral medicine: some concepts and procedures. Plenum Press, New York

Wickramasekera IE (1998) Out of mind is not out of body. Biofeedback 26 (1): 8–14, 32

Wickramasekera IE (2003) The high risk model of threat perception and the Trojan horse role induction: Somatization and psychophysiological disease. In: Moss D, McGrady A, Davies TC, I Wickramasekera E (eds) Handbook of mind-body medicine for primary care. Sage, Thousand Oaks, CA, pp 19–42

Wise A (1998) Power mind training. Junfermann Verlag, Paderborn, p 24 ff

Wittchen HU et al (1993) Wie informiere ich meine Patienten über Angst? In: Gastpar M et al. (Hrsg) (2003) Psychiatrie und Psychotherapie, 2.Aufl. Springer, Wien New York, S 168

Xiangcai X (2000) Qigong for treating common ailments: The essential guide to self-healing. YMAA Publication Center, Boston, MA

Zimbardo PG, Gerrig RJ (2004) Psychologie, 16. Aufl. Pearson Studium, München

Zinn ML, Zinn MA (2002) Hand temperature of 51 classical pianists. In: Schwartz MS, Andrasik F (eds) Biofeedback: a practitoiner's guide, 3. edn, p 545–559

Liste der Mitautoren

MMag. Ingrid Pirker-Binder
Stress-/Psychotherapeutin, Health-Consultant, FH-Lektorin, Zertifizierte Sach-
verständige für Psychotherapie (WLP)

BiCo © 1.STRESS-THERAPIEZENTRUM STZ Austria
Institut für Biofeedback & Stresstherapie & Coaching
Saileräckergasse 43/26
1190 Wien
Tel.: ++43/676/704 76 68
Fax: ++43/1/403 00 98-15
E-Mail: stress@pirker-binder.at
www.pirker-binder.at

ASTI® Constantinus Award 2004
Gesellschaft für Intern. Stressmanagement & Biofeedback & Coaching,
ISMA Austria
Saileräckergasse 43/26
1190 Wien
Tel.: ++43/676/704 76 68, MMag. Ingrid Pirker-Binder
E-Mail: asti@asti.at
www.asti.at

Biofeedback & Neurofeedback
Zentrum für praxisorientierte Aus- und Fortbildung
Saileräckergasse 43/26
1190 Wien
Tel.: ++43/664/105 02 40
E-Mail: office@biofeedback-neurofeedback.com
www.biofeedback-neurofeedback.com

BiCo © im Medicus
Therapiezentrum für Ganzheitsmedizin
In der Klausen 3
1230 Wien
Tel.: ++43/1/889 30 20, Dr. Hubmann
Tel.: ++43/1/865 78 30, Dr. Wutzl
www.medicus-doc.at

Univ.-Prof. Dr. Günter Amesberger

Universität Salzburg
IFFB Sport- und Bewegungswissenschaft
Bereich: Sportpädagogik und Sportpsychologie
Rifer Schlossallee 49
A-5400 Hallein-Rif
Tel.: ++43/662/8044-4857
Fax: ++43/662/6389-4857
E-Mail: guenter.amesberger@sbg.ac.at
www.uni-salzburg.at/spo
www.Sportpsychologie.at
www.ioa.at

Frank Andrasik, Ph.D.

Professor of Psychology, UWF; Senior Research Scientist, FIHMC (Institute for
Human and Machine Cognition); Department of Psychology; Editor-in-Chief
Applied Psychophysiology & Biofeedback
University of West Florida
11000 University Parkway
Pensacola, FL 32514-5751
Tel.: (850) 474-3298
Fax: (850) 857-6060
E-Mail: fandrasik@uwf.edu
E-Mail: fandrasik@ihmc.us

Dr. Knut Berndorfer

Physiker, Coach für innere Entwicklung, Dialogbegleiter
Stadlergutweg 41
4040 Linz
Tel.: ++43/732/65 44 59
E-Mail: knut.berndorfer@utanet.at

MMag. Thomas Finkenzeller

Wissenschaftlicher Mitarbeiter im Forschungs- und Lehrbetrieb
IFFB Sport- und Bewegungswissenschaft
Arbeitsbereich Sportpädagogik und Sportpsychologie
Universität Salzburg
Rifer Schlossallee 49
A-5400 Hallein/Rif
Tel.: ++43/662/8044-4882
Fax: ++43/662/8044-614
E-Mail: thomas.finkenzeller@sbg.ac.at
www.uni-salzburg.at/portal/page?_pageid=506,200176&_dad=portal&
_schema=PORTAL

Donald Moss, Ph.D,

Director of Integrative Health Studies, Saybrook Graduate School and Research Center
dmoss@saybrook.edu
Health Consultants, PC
1703 S. Despelder
Grand Haven, MI 49417 USA
Phone 616-842-1277

Dr. Ute Strehl, Dipl.-Psych.

Universität Tübingen
Institut für Medizinische Psychologie und Verhaltensneurobiologie
Gartenstr. 29
72074 Tübingen
Tel.: ++49 (0)7071 2973244
E-Mail: ute.strehl@uni-tuebingen.de

Primaria Dr. Eva Maria Uher

Fachärztin für Physikalische Medizin und allgemeine Rehabilitation
P.A. Institut für Physikalische und rehabilitative Medizin Landesklinikum Weinviertel Mistelbach/Gänserndorf
Liechtensteinstraße 67
2130 Mistelbach
sowie
Ordination: Beckenboden-im-Zentrum
1070 Wien, Neustiftgasse 64
Tel: +43/1/5234765
www.beckenboden-im-zentrum.at
http://metis.ncc

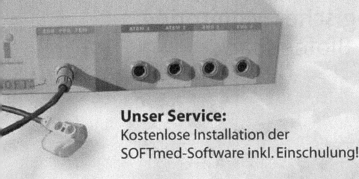
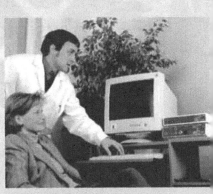
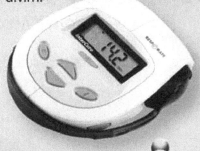
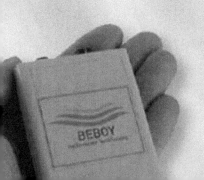
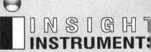

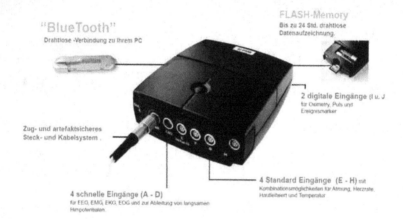 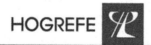

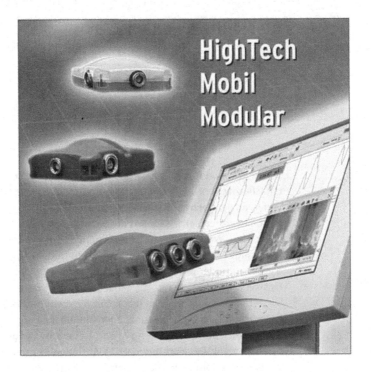

SpringerMedizin

Ingrid Pirker-Binder

Biofeedback in der Praxis

Band 2: Kinder

2006. XVIII, 182 Seiten. 50 Abbildungen.
Broschiert **EUR 29,90**, sFr 49,–*
ISBN 978-3-211-29190-0

Biofeedback zeigt, wie der Körper auf verschiedene Situationen des
täglichen Lebens, wie etwa Stress, Angst oder Freude durch Ver-
änderung der Herzrate, Atmung, Muskelspannung, Fingertemperatur,
Hautleitwert reagiert. Es fördert die Selbstwahrnehmung und fördert
ein tiefes Verständnis für die eigenen Reaktionsweisen und
Handlungsmuster. Kinder haben einen sehr guten Zugang zu dieser
Methode und lernen schnell. Erstmalig werden in diesem Buch die
Einsatzmöglichkeiten aus der täglichen Praxis von multimodalem
Biofeedback und Neurofeedback für die Bedürfnisse der Kinder
besprochen, wie z.B. Stressmanagement im Kindergarten, in der
Schule, in der Behandlung von Traumatisierungen, in der
Psychosomatik, bei ADHD und ADD. Das Therapiekonzept ASTI® – für
multimodales Biofeedback wird vorgestellt und Schritt für Schritt
erklärt. Zahlreiche Übungsgeschichten runden das Werk gelungen
ab. Ein Praxisbuch für Therapeuten, Trainer, Ärzte, Lehrer und Eltern.

SpringerWienNewYork

P.O. Box 89, Sachsenplatz 4–6, 1201 Wien, Österreich, Fax +43.1.330 24 26, books@springer.at, **springer.at**
Haberstraße 7, 69126 Heidelberg, Deutschland, Fax +49.6221.345-4229, SDC-bookorder@springer.com, springer.com
P.O. Box 2485, Secaucus, NJ 07096-2485, USA, Fax +1.201.348-4505, service@springer-ny.com, springer.com
Preisänderungen und Irrtümer vorbehalten. *Unverbindliche Preisempfehlung

SpringerPsychotherapie

Alice Sendera, Martina Sendera

Skills-Training bei Borderline- und posttraumatischer Belastungsstörung

2. Auflage.
2007. XVII, 240 Seiten. 50 Abbildungen. Mit CD-ROM.
Broschiert **EUR 39,95**, sFr 65,50*
ISBN 978-3-211-71784-4

Das Buch vereint Theorie und Praxis des Skills-Trainings nach der Dialektisch Behavioralen Therapie (DBT) und richtet sich an alle, die im therapeutischen, medizinischen, sozialen und pädagogischen Bereich tätig sind sowie an Betroffene. Es gibt einen Überblick über Diagnostik, Problembereiche, Neurobiologie, Therapiekonzepte sowie Inhalt und Aufbau von Skills-Gruppen. Die typischen Muster von Instabilität, Spannungszuständen, Impulsdurchbrüchen, Schemata, Dissoziation, Somatisierung und Selbstverletzung werden ausführlich erklärt. Wirksame Strategien und Techniken werden in den Modulen Achtsamkeit, Emotionsregulation, Stresstoleranz und Zwischenmenschliche Skills beschrieben. In der 2. Auflage wurden inhaltliche Ergänzungen in den Bereichen chronischer Schmerz, Somatisierungsstörung, DBT und Sucht, DBT in der Forensik, DBT in der Pädagogik vorgenommen. Neu ist auch eine CD-ROM mit Arbeitsblättern und Handouts für Therapiesitzungen.

SpringerWienNewYork

P.O. Box 89, Sachsenplatz 4–6, 1201 Wien, Österreich, Fax +43.1.330 24 26, books@springer.at, **springer.at**
Haberstraße 7, 69126 Heidelberg, Deutschland, Fax +49.6221.345-4229, SDC-bookorder@springer.com, springer.com
P.O. Box 2485, Secaucus, NJ 07096-2485, USA, Fax +1.201.348-4505, service@springer-ny.com, springer.com
Preisänderungen und Irrtümer vorbehalten. *Unverbindliche Preisempfehlung.

SpringerPsychologie

Christian Fazekas

Spüren und Denken

Psychosomatische Intelligenz im Alltag

2007. Etwa 160 Seiten. 10 Abbildungen.
Gebunden etwa **EUR 19,95**, sFr 32,50*
ISBN 978-3-211-72055-4
Erscheint Oktober 2007

Behandeln Sie sich gut? Niemand kann diese Frage besser beantworten als Sie selbst. Nur Sie selbst können entscheiden, was für Sie passend ist. Um das herauszufinden, ist es sicher von Vorteil, Bauchgefühl und Verstand als einander ergänzende Informationen zu verstehen. Die Fähigkeit, Spüren und Denken miteinander zu verbinden, nennt Christian Fazekas Psychosomatische Intelligenz (PI). PI ist sowohl im Alltag als auch in schwierigen Lebenssituationen nützlich, wie 50 spannende und informative Beispiele aus dem ärztlichen und psychotherapeutischen Alltag zeigen.

Um sich den Herausforderungen unserer Zeit erfolgreich zu stellen, appelliert der Autor an seine Leser: „Ich möchte dazu ermutigen, nicht nur der Ratgeberliteratur und der Werbeindustrie zu vertrauen, sondern wieder sich selbst als Experten für das eigene Leben zu sehen.

Die entsprechenden Fähigkeiten dafür bringen wir mit. Es liegt am Einzelnen, sie persönlich zu nützen und weiter zu entwickeln – sich und anderen zuliebe."

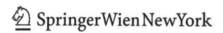 Springer Wien New York

P.O. Box 89, Sachsenplatz 4–6, 1201 Wien, Österreich, Fax +43.1.330 24 26, books@springer.at, **springer.at**
Haberstraße 7, 69126 Heidelberg, Deutschland, Fax +49.6221.345-4229, SDC-bookorder@springer.com, springer.com
P.O. Box 2485, Secaucus, NJ 07096-2485, USA, Fax +1.201.348-4505, service@springer-ny.com, springer.com
Preisänderungen und Irrtümer vorbehalten. *Unverbindliche Preisempfehlung

SpringerPsychologie

Christian Fazekas

Psychosomatische Intelligenz

Spüren und Denken – ein Doppelleben

2006. XII, 290 Seiten. 14 Abbildungen.
Gebunden **EUR 29,80**, sFr 48,50*
ISBN 978-3-211-21107-6

Unserem Denken entspricht es, zwischen Körper und Geist zu spalten. Dies kann zu Einschränkungen im Umgang mit dem eigenen Körper und in der Nutzung unserer Intelligenz führen. Ausgehend von alltäglichen Auswirkungen ziehen die Autoren aufgrund jüngster Forschungsergebnisse und klinischer Erfahrungen einen ebenso einfachen wie überzeugenden Schluss: Menschliche Intelligenz beinhaltet auch Fähigkeiten, die sich auf den eigenen Körper beziehen und wohl gerade deswegen kaum Beachtung finden.
Im ersten Teil des Buches werden die Bereiche Psychosomatik und Emotionale Intelligenz vorgestellt, um daraus das innovative Konzept der „Psychosomatischen Intelligenz" zu entwickeln. Danach wird die potentiell zentrale Bedeutung dieses Begriffs für unseren Umgang mit Gesundheit, Individualität und sozialer Verantwortung veranschaulicht: Spüren und Denken könn(t)en einander sinnvoll ergänzen! MedizinerInnen, PsychologInnen, PsychotherapeutInnen und Laien lernen umfassend eine neue Sichtweise der Psychosomatik kennen.

SpringerWien NewYork

P.O. Box 89, Sachsenplatz 4–6, 1201 Wien, Österreich, Fax +43.1.330 24 26, books@springer.at, **springer.at**
Haberstraße 7, 69126 Heidelberg, Deutschland, Fax +49.6221.345-4229, SDC-bookorder@springer.com, springer.com
P.O. Box 2485, Secaucus, NJ 07096-2485, USA, Fax +1.201.348-4505, service@springer-ny.com, springer.com
Preisänderungen und Irrtümer vorbehalten. *Unverbindliche Preisempfehlung

Springer und Umwelt